董瑞 董莹 主编

中西医结合诊治肺结节

中国健康传媒集团
中国医药科技出版社

内容提要

本书是国内第一部系统总结中西医结合诊治肺结节的专著。分上、中、下三篇，上篇为肺结节研究新进展，阐述了肺结节的定义、分类、检查方法、影像学诊断要点、评估与处理原则、预防与预后等。中篇为肺积（肺结节）的中医辨证论治，重点论述了首都名中医董瑞于国内首创的肺结节中医诊治理论体系及全周期管理方案，运用董氏温阳化结方与董氏金甲散结方，辅用调理体质与情志疗法，使肺结节的缩小、消退率达到了 39.46%。突出论述了中医学对肺结节的认识，如中医病名命名、创立体质与情志学说、病因与病机、辨证论治、特色防治、常用中药方剂与中成药等，并介绍了循证医学在肺结节中的应用，展望了中医药防治肺结节的前景。下篇为董瑞诊治肺结节的学术思想与临证经验，以及肺结节的养生康复与调护，指出了中西医结合诊治肺结节是未来发展的方向。本书内容简明易懂，重点突出，介绍了作者长期从事肺结节诊治的经验体会，不仅可供中西医呼吸科医生参阅，也可作为广大呼吸系统疾病患者的必备参考书。

图书在版编目（CIP）数据

中西医结合诊治肺结节 / 董瑞，董莹主编 . -- 北京：
中国医药科技出版社，2025. 1. --ISBN 978-7-5214
-4749-1

Ⅰ. R563

中国国家版本馆 CIP 数据核字第 2024T1R178 号

美术编辑　陈君杞
版式设计　南博文化

出版　**中国健康传媒集团** | 中国医药科技出版社
地址　北京市海淀区文慧园北路甲 22 号
邮编　100082
电话　发行：010-62227427　邮购：010-62236938
网址　www.cmstp.com
规格　787 × 1092mm $\frac{1}{16}$
印张　11
字数　200 千字
版次　2025 年 1 月第 1 版
印次　2025 年 1 月第 1 次印刷
印刷　北京盛通印刷股份有限公司
经销　全国各地新华书店
书号　ISBN 978-7-5214-4749-1
定价　**98.00 元**

获取新书信息、投稿、为图书纠错，请扫码联系我们。

主编简介

董瑞，男，北京市怀柔区人，首都名中医，享受国务院政府特殊津贴专家，十三届全国政协委员，民盟中央常委，世界中医药学会联合会中医膏方专业委员会创始会长，中医主任医师，博士生导师，著名满族中医专家。他创立"中医肺络病"学说，创立肺结节中医病因病机和"体质学说"与"情志学说"及"全周期管理方案"，研发了防治肺结节"董氏金甲散结系列方"，科研成果《肺结节（肺积）中医药诊治理论体系创新及应用》荣获"2024年中国民族医药协会科学技术奖"特等奖；他创新了肺纤维化（肺痿）中医

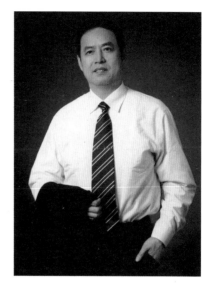

药诊疗理论体系与应用，编著了我国第一部中西医结合防治肺纤维化专著《中西医结合诊治肺纤维化》，填补了中医药防治肺纤维化、尘肺病领域空白，研发的"养阴益肺通络丸"获得北京市政府"十病十药"项目；他创新"哮喘与慢阻肺"中医冬病夏治理论体系与应用，研发哮喘、慢阻肺专业制剂"仙芪扶阳固本丸"获得北京市院内制剂，研发的"康益咳喘贴"获得赣吉食药监械（准）字2010第1640017号，科研成果获原国家卫生部"十年百项"项目；他创立并担任世界中医药学会联合会中医膏方专业委员会会长，提出了膏方防治疾病的"十个指导思想"和"两个创新""十五个结合"，形成了"董氏膏方"思想体系，研制了董氏消瘤膏、董氏金甲散结方、珠及膏、仙芪扶阳固本膏、养阴益肺通络膏、黄精枸杞膏、三仙膏、四瓜土茯苓膏、三桑参芪膏、冬凌馒头干膏、仙鹤玉屏风膏、十籽粒膏等"康益十二膏"，打造了"董氏膏方"品牌，主办四届学术年会和三次"一带一路"雁栖湖中医膏方国际高峰论坛，对中医膏方国际化产生了深远影响。他秉承"大医精诚、疗效是中医药生命线"理念，从医40余年诊治"肺结节与肺癌、肺纤维化与尘肺病、哮喘与慢阻肺、新冠与长新冠"等肺系八病和中医内科杂症及亚健康调理等超50万人次，其中亲自施针超40万人次。

主编简介

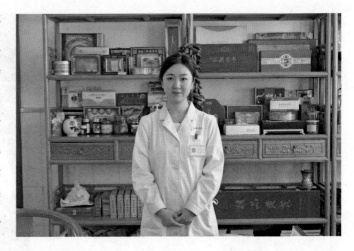

董莹，女，北京市怀柔区人，硕士研究生，主治医师，首都名中医董瑞主任医师长女，世界中医药学会联合会中医膏方专业委员会秘书长，科研院长兼首都名中医董瑞工作站主任、肺结节防治首席研究员、医疗美容科执行主任。她出身中医世家，自幼受中医药文化熏陶，学习中医"四小经典"和"四大经典"。2004年以优异成绩考取北京中医药大学中医内科（肿瘤专业）7年制本硕连读专业，既有家传中医背景，亦经历了现代中医最高学府教育，是集传统民间中医与现代院校中医于一体的复合型人才。毕业后在中国中医科学院广安门医院工作近十年，得到了众多国医大师和专家精心指导，积累了丰富临床经验。2019年，她回到北京康益德中西医结合肺科医院，被北京市中医管理局指定为"董瑞院长学术传承人"，参加北京中医药大学"中医药馆领军人才高级研修班"深度学习传承中医药精髓。她熟练掌握"董氏中医"以阴阳为核心的问诊精髓和望诊精华，诊治了上万例"肺结节与肺癌、肺纤维化与尘肺病、哮喘与慢阻肺、新冠与长新冠"等肺系八病患者，积累了丰富的临床经验。她将"从体质调理入手，改变肺结节在人体内生存、生长的整体环境"等新理论应用于临床实践，创建智能化"肺结节全周期管理方案"；带领团队全面对"肺结节"进行科研攻关和全程预防、治疗、康复管理，把"肺结节"的治疗管理前伸后延到未病预防、已病治疗、后期康复等全过程，使肺结节患者得到全周期治疗服务；参与家传"董氏温阳化结系列方"和"董氏金甲散结系列方"的创新实践，在肺结节总体消退、缩小（患者情志改善）有效率上实现了突破。

《中西医结合诊治肺结节》
编委会

主　编　董　瑞　董　莹

编　者（以姓氏笔画为序）

王玉辉　付小勉　刘　苹　刘胜男　刘颖利

李小利　李壮花　肖　娜　张平健　张树森

陈　茜　秦洪义　耿占印　耿占峰　徐杰达

徐胜红　董　杰　董　莹　董　瑞　谭喜兰

中医药学是中华民族千百年来积淀的宝贵财富，是中国古代科学的瑰宝，也是打开中华文明宝库的钥匙，在中华文明的历史进程中扮演着重要角色。近现代社会高速发展，现代医学硕果累累，尤其在疾病的诊断方面，更加客观、直观、易懂。但中医药学以其独有的整体观念和个体化治疗仍然具有不可忽视的优势。将中西医结合起来，发挥各自优势，是人类医学发展的趋势。

笔者13岁时因病步入杏林，由民间中医宋德瑞、家叔董万英领入医门，熟读《黄帝内经》《神农本草经》《难经》《伤寒杂病论》四大经典，打下了坚实的"童子功"基础，后又经系统西医学习培训，近40年来，求学问道，先后拜访了王琦、石学敏、孙光荣、吕景山、李振华、张灿玾、张琪、周仲英、尚德俊、段富津、夏桂成、唐祖宣、晁恩祥等中医巨匠及李可等民间著名中医、民族医近百人，取得了首都名中医、北京市首届复合型中医药学术带头人、北京市名中医团队成员、享受国务院特殊津贴专家等殊荣。

随着高分辨率胸部CT的普及和新型冠状病毒感染疫情的暴发，各地方医疗机构肺结节检出率增高，而人们对肺结节的认识相对较少，不少人对肺结节产生恐慌。笔者将血脉传承、创新开发的"董氏消瘤方"运用到肺结节的临床治疗中，在国内首创肺结节中医诊治理论体系及全周期管理方案，入选2023中国经济十大科技创新人物。创制董氏温阳化结方与董氏金甲散结方，辅用调理体质与情志疗法，使肺结节的缩小、消退率达到了39.46%。在治疗肺结节方面积累了大量临床经验，经反复思考，决定构思编写《中西医结合诊治肺结节》一书，总结本人近年来在防治肺结节方面的心得体会，分享一些临床实践案例，让读者们可以通过这些案例了解中西医结合诊治肺结节的思路和方法。

希望本书的出版，能增强中医人的自信，也能增强患者战胜疾病的信心。

董　瑞

2024年6月

前言

　　本书是概述"中西医结合诊治肺结节"的医学专著，首都名中医董瑞主任医师通过近40年的中医临证，结合中医经典及现代医学优势，逐步形成了"董氏"中西医结合诊治肺结节的治疗体系。

　　本书分上、中、下三篇，内容涉及肺结节的中医病名命名、病因与病机、辨证分型、特色治疗、养生康复与调护等，以及肺结节的西医定义、分类、诊断、鉴别诊断、预防与预后等，重点介绍了董瑞主任医师诊治肺结节的学术思想与临证经验，指出了中西医结合诊治肺结节是未来发展的方向。

　　本书的目的是探讨中西医结合诊治肺结节的理论、技术和实践。我们将着重探讨中医诊疗的基本原理，介绍中医治疗肺结节的特色优势，同时探讨西医学在肺结节的诊断、鉴别诊断、预防与预后方面的应用。我们还将展示一些成功的实例和病例研究，以帮助读者更好地理解中西医结合诊治肺结节的实际应用。

　　希望通过本书，读者能够了解中西医结合诊治肺结节的价值和潜力，以及如何临床应用。我们相信，通过发挥中西医结合的特色优势，我们能够更好地理解和处理复杂的疾病，提供更有效的治疗方案。

　　最后，我们要感谢所有为本书作出贡献的医生、研究人员和临床实践者。正是有了你们的辛勤工作和不懈探索，本书才能够成形。

　　由于我们的水平有限，本书中若有不妥之处，衷心希望读者批评指正，以便进一步修订、提高，在此表示由衷的感谢。并对中国医药科技出版社在本书编辑、出版过程中给予的支持和帮助表示谢意。

编委会

2024年6月

上篇

中篇

中西医结合诊治 肺结节

下篇

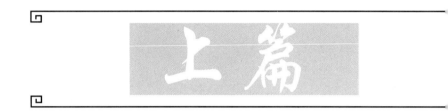

上篇

第一章

肺结节的定义及分类

在中国，肺癌发病率与病死率居恶性肿瘤之首，根据《肺结节诊治中国专家共识（2024年版）》，我国肺癌5年生存率仅19.7%，肺癌Ⅰ期患者5年生存率可达77%~92%。因此，提高患者生存率，改善患者预后，提高生活质量的关键在于肺癌早期诊断和治疗。

2015年首部《肺部结节诊治中国专家共识》和《肺结节诊治中国专家共识（2018年版）》发表以后，根据近年来中国肺癌防治联盟肺结节诊治分中心的推广经验，更新现有的文献证据，对该共识进行了第三次修订和更新，形成了《肺结节诊治中国专家共识（2024年版）》，为进一步指导我国肺结节诊治发挥了积极的作用。

随着胸部低剂量CT在临床及健康体检中的广泛应用，肺结节的检出率显著提高。依据《肺结节诊治中国专家共识（2024年版）》，对肺结节的定义及分类论述如下。

一、肺结节定义

影像学表现为最大径≤3cm的局灶性、类圆形、较肺实质密度增高的实性或亚实性阴影，可为孤立性或多发性，不伴肺不张、肺门淋巴结肿大和胸腔积液。孤立性肺结节多无明显症状，为边界清楚、密度增高、最大径≤3cm且周围被含气肺组织包绕的软组织影。多发性肺结节常表现为单一肺结节伴有一个或多个结节，一般认为＞10个的弥漫性肺结节多为恶性肿瘤转移或良性病变（感染或非感染因素导致的炎性疾病）所致。局部病灶直径＞3cm者称为肺肿块，肺癌的可能性相对较大。

二、肺结节的分类

（一）按数量分类

单个病灶定义为孤立性，2个及以上的病灶定义为多发性。

（二）按病灶大小分类

为了便于更好地指导分级诊疗工作，对肺结节患者进行精准管理，特别将肺结节中直径≤5mm者定义为微小结节，直径为5~10mm者定义为小结节。微小结节可在基层医院随访管理；小结节可在有诊治经验的医院，如中国肺癌防治联盟肺结节诊治分中心管理；10~30mm的肺结节则应尽早诊治。

（三）按密度分类

可分为实性肺结节和亚实性肺结节，后者又包含纯磨玻璃结节和部分实性结节。

1.实性肺结节（solid nodule） 肺内圆形或类圆形密度增高影，病变密度足以掩盖其中走行的血管和支气管影。

2.亚实性肺结节（subsolid nodule） 所有含磨玻璃密度的肺结节均称为亚实性肺结节，其中磨玻璃病变指CT显示边界清楚或不清楚的肺内密度增高影，但病变密度不足以掩盖其中走行的血管和支气管影。亚实性肺结节中包括纯磨玻璃结节（pure ground-glass nodule，pGGN）、磨玻璃密度和实性密度均有的混杂性结节（mixed ground-glass nodule，mGGN），后者也称部分实性结节（part solid nodule）。如果磨玻璃病灶内不含有实性成分，称为pGGN；如含有实性成分，则称为mGGN。

（四）按早期诊断难易程度分类

"难定性肺结节"是指无法通过非手术活检明确诊断，且高度怀疑早期肺癌的肺结节。隐藏在肺结节中的早期肺癌因为体积较小很难在术前明确病理诊断，反复随访可能延误治疗；或因鉴别诊断水平有限又引起过度治疗。为解决这些问题，需要在肺结节分类中提出"难定性肺结节"的定义，并推荐采用多学科团队（multidisciplinary team，MDT）工作模式和医患共同决策。

第二章

肺结节的检查方法

依据《肺结节诊治中国专家共识（2024年版）》，对肺结节的检查方法论述如下。

一、临床信息

采集与诊断和鉴别诊断相关的信息，如年龄、职业、吸烟史、个人和家族肿瘤病史、治疗经过和转归，可为鉴别诊断提供重要参考意见。

大多数情况下，较小的肺结节是没有症状的，应该靠筛查以及详细采集病史来协助发现。少数较大的肺结节可有症状或体征，如咳嗽、咳痰或咯血，抑或转移性淋巴结肿大。

多发性肺结节，特别是多个弥漫性肺结节多为恶性肿瘤转移或良性病变（感染或非感染性因素导致的炎症性疾病）所致，可有明显症状或体征。

如果肺结节为感染病灶，可伴有相应症状，如发热、咳嗽、咳痰或者低热、盗汗等结核中毒症状。

二、影像学检查

肺结节的影像学表现非常重要，其可为肺结节的诊断提供参考依据。

1.大多数＜1cm的肺结节在X线片上不显示，故不推荐胸部X线检查用于肺结节的常规评估。

2.与胸部X线相比，胸部CT扫描可提供更多信息，如肺结节位置、大小、形态、密度、边缘及内部特征等。

3.推荐肺结节患者行胸部CT检查（结节处行病灶薄层扫描），以便更好地显示肺结节的特征。

4.薄层（≤1mm层厚）的胸部CT可更好地评价肺结节的形态特征。

5.分析肿瘤体积可科学地监测肿瘤生长。

6.建议设定低剂量CT检查参数和扫描的范围为：

（1）扫描参数：总辐射暴露剂量为1.0mSv，kVp为120，mAs≤40，机架螺旋速度为0.5，探测器准直径≤1.5mm，扫描层厚5mm，图像重建层厚1mm，扫描间距≤层厚（3D成像应用时需有50%重叠）。

（2）扫描范围：从肺尖到肋膈角（包括全肺），扫描采样时间≤10s，呼吸时相为深吸气末，CT扫描探测器≥16排，不需要注射对比剂。

三、肿瘤标志物

目前尚无特异性生物学标志物应用于肺癌的早期临床诊断，但有条件者可酌情进行如下检查，为肺结节诊断和鉴别诊断提供参考依据。

1.胃泌素释放肽前体（progastrin-releasing peptide，Pro-GRP） 可作为小细胞肺癌辅助诊断、疗效评价、复发监测的首选标志物。

2.神经元特异性烯醇化酶（neurone-specific enolase，NSE） 用于小细胞肺癌的辅助诊断、疗效评价、复发监测和预后评估。

3.癌胚抗原（carcino-embryonic antigen，CEA） 主要用于肺腺癌的辅助诊断、疗效评价、复发监测以及预后评估。

4.细胞角蛋白19片段（cytokeratin fragment，CYFRA21-1） 主要用于肺鳞癌的辅助诊断、疗效评价、复发监测和预后评估。

5.鳞状细胞癌抗原（squarmous cell carcinoma antigen，SCC-Ag） 主要用于肺鳞癌的辅助诊断、疗效评价、复发监测和预后评估。

如果在随访阶段发现上述肿瘤标志物有进行性增高，需要警惕早期肺癌。

四、功能显像

1.对于不能定性的直径＞8mm的实性肺结节采用正电子发射计算机断层显像（PET-CT）区别良性或恶性。

2.PET-CT对pGGN及实性成分≤8mm肺结节的鉴别诊断无明显优势。

3.对于实性成分＞8mm的肺结节，PET-CT有助于鉴别诊断良性或恶性，其原理是基于肿瘤细胞具有较高的葡萄糖摄取与代谢率，在患者体内注射^{18}氟标记的脱氧葡萄糖（^{18}F-FDG）后，再测量被肺结节摄取的^{18}F-FDG，恶性结节^{18}F-FDG摄取较多。

4.标准化摄取值（standardized uptake value，SUV）是PET-CT中经常用到的一个重要参数，反映病灶对放射示踪剂摄取的程度；当SUV＞2.5时，恶性肿瘤的可能性很大。

5.一项荟萃分析研究结果显示，PET-CT诊断肺结节的敏感度和特异度分别为88%和78%；此外，PET-CT还可为选择穿刺活检部位提供重要依据。

6.动态增强CT扫描对良恶性肺结节的鉴别诊断有一定价值。在一项评估5~40mm非钙化的肺部病变良恶性的研究中，动态增强CT扫描显示，增强阈值＞15Hu时，区分肺部良恶性病变的敏感度和特异度分别为98%和58%。

7.循环染色体异常细胞（circulating genetically abnormal cell，CAC）指外周血中带有肿瘤特异性染色体位点的细胞，包括染色体的扩增和缺失，与原发肿瘤的基因异常相似。早期和晚期（Ⅰ/Ⅳ期）非小细胞肺癌患者血液中均存有携带染色体异常信息的CAC，且CAC数量与患者复发率和生存率相关。

第三章

肺结节的影像学诊断要点

依据《肺结节诊治中国专家共识（2024年版）》，可以从外观评估和探查内涵两个角度初步判断肺结节的良恶性，包括结节大小、形态、边缘及瘤-肺界面、内部结构特征及随访的动态变化。功能显像可进一步协助区分肺结节的良恶性。

一、影像学评估

（一）外观评估

1.结节大小　随着肺结节体积增大，其恶性概率也随之增加。但肺结节大小的变化对GGN的定性诊断价值有限，还需密切结合形态及密度的改变。

2.结节形态　大多数良性肺结节的形态为圆形或类圆形，与恶性实性结节相比，恶性亚实性结节出现不规则形态的比例较高。

3.结节边缘　恶性肺结节多呈分叶状，或有毛刺征（或称棘状突起），胸膜凹陷征及血管集束征常提示恶性的可能；良性肺结节多数无分叶，边缘可有尖角或纤维条索等，周围出现纤维条索、胸膜增厚等征象常提示结节为良性。

4.结节-肺界面　恶性肺结节边缘多清楚但不光整，结节-肺界面毛糙甚至有毛刺；炎性肺结节边缘多模糊，而良性非炎性肺结节边缘多清楚整齐甚至光整。

根据外观判断良恶性是"以貌取人"，尽管"分叶、毛刺、胸膜凹陷征"是恶性病变的特点，但由于小结节中的早期肺癌很少见到这些特点，所以同时需要内部特征协助鉴别诊断。

（二）内部特征

1.密度　密度均匀的pGGN，尤其是＜5mm的pGGN常提示不典型腺瘤样增生（atypical adenomatous hyperplasia，AAH）；密度不均匀的mGGN，实性成分超过50%常提示恶性可能性大，多为微浸润腺癌（minimally invasive adenocarcinoma，

MIA）或浸润性腺癌（invasive adenocarcinoma，IA），但也有报道MIA或IA也可表现为pGGN；持续存在的GGN大多数为恶性，或有向恶性发展的倾向；GGN的平均CT值对鉴别诊断具有重要参考价值，密度高则恶性概率大，密度低则恶性概率低，当然也需要结合结节大小及形态变化综合判断。

2.结构 支气管截断伴局部管壁增厚，或截断的支气管管腔不规则，则恶性可能性大。为了更加准确地评估结节病灶内及周边与血管的关系，可通过CT增强扫描，将≤1mm层厚的CT扫描图像经图像后处理技术进行分析、重建，结节血管征的出现有助于结节的定性。

二、功能显像评估

1.对于pGGN和实性成分≤8mm的肺结节一般不推荐功能显像。

2.对于不能定性的直径＞8mm的实性肺结节建议进行功能显像，推荐PET-CT扫描区分良恶性。

3.增强CT扫描显示，增强阈值＞15 Hu时，恶性肺部病变判定的敏感度、特异度和诊断准确率分别为98%、58%和77%。

三、定期随访

定期随访比较肺结节的外部结构和内部特征，对肺结节的良恶性鉴别诊断具有重要意义，随访时要注意和保证每次检查的扫描方案、扫描参数、图像显示、重建方法和测量方法一致。建议在软件协助阅读条件下观察。

1.随访中肺结节有如下变化者，多考虑为良性：①短期内病灶外部特征变化明显，无分叶或出现深度分叶，边缘变光整或变模糊；②密度均匀或变淡；③在密度没有增加的情况下，病灶缩小或消失；④病灶迅速变大，倍增时间＜15d；⑤实性结节病灶2年以上仍然稳定，但这一特征并不适用于GGN，因原位腺癌（adenocarcinoma in situ，AIS）和MIA阶段的GGN可以长期稳定。所以这里定义的长期指需要超过2年或更长时间，但究竟稳定时间多长提示良性，还需要更加深入的研究。

2.肺结节在随访中有以下变化时，多考虑为恶性：①直径增大，倍增时间符合肿瘤生长规律；②病灶稳定或增长，并出现实性成分；③病灶缩小，但出现实性成分，或其中实性成分增加；④血管生成符合恶性肺结节规律；⑤出现分叶、毛刺和（或）胸膜凹陷征。

第四章

肺结节的评估与处理原则

依据《肺结节诊治中国专家共识（2024年版）》，对肺结节的评估与处理原则论述如下。

一、孤立性实性肺结节的评估与处理原则

（一）8~30mm的实性肺结节

1.单个不明原因的实性肺结节直径＞8mm者，建议临床医生更好地通过定性使用临床判断和（或）定量使用验证模型评估恶性肿瘤的预测概率。

2.单个不明原因的实性肺结节直径＞8mm，且恶性肿瘤的预测概率为低、中度（5%~65%）者，建议行功能显像，有条件者可考虑PET-CT，以便更好地描述结节的特征。

3.单个不明原因的实性肺结节直径＞8mm，且恶性肿瘤的预测概率为高度（＞65%）者，应更好地视情况决定是否使用功能显像，对于高度怀疑肿瘤者可考虑直接行PET-CT，因其可同时进行手术前的预分期。

4.单个不明原因的实性肺结节直径＞8mm者，建议讨论无法取得病理诊断的替代性管理策略的风险和益处，并最好根据患者对管理的意愿而决定。

5.单个不明原因的实性肺结节直径＞8mm者，建议在下列情况下进行定期CT扫描随访：①当临床恶性概率很低时（＜5%）；②当临床恶性概率低（＜30%~40%）且功能显像检测结果阴性（PET-CT显示病变代谢率不高，或动态增强CT扫描显示增强≤15Hu）时；③当穿刺活检未确诊时；④当充分告知患者后，患者倾向选择非侵入性方法时。

需要注意的是，随访直径＞8mm的实性肺结节应使用低剂量CT平扫技术。

6.单个不明原因的实性肺结节直径＞8mm者，建议更好地在3~6个月、9~12个

月及18~24个月进行薄层、低剂量CT扫描随访。

需要注意的是：①定期CT扫描结果应与以前所有的扫描结果对比，尤其是最初的CT扫描；②如果有条件，可行手动和（或）计算机辅助测量面积、体积和（或）密度，以便早期发现病灶的生长。

7.单个不明原因的实性肺结节直径＞8mm者，在定期的影像学随访中有明确倾向的恶性肿瘤增长证据时，若无特别禁忌，建议考虑非手术活检和（或）手术切除。

8.单个不明原因的实性结节直径＞8mm者，建议在伴有下列情况时采取非手术活检：①临床预测概率与影像学检查结果不一致；②恶性肿瘤的概率为低、中度（10%~60%）；③疑诊为需行特定治疗的良性疾病；④患者在被充分告知后，仍希望在手术前证明是恶性肿瘤，尤其是当手术并发症风险高时。

需要注意的是，选择非手术活检的手段应基于：①结节大小、位置和相关气道的关系；②患者发生并发症的风险；③可行的技术及术者的熟练程度。

9.单个不明原因的实性肺结节直径＞8mm者，建议在下列情况下行手术活检诊断：①临床恶性肿瘤概率高（＞65%）；②PET-CT显示结节高代谢或增强CT扫描为明显阳性时；③非手术活检为可疑恶性肿瘤；④患者在被充分告知后，愿意接受手术来明确诊断。

10.单个不明原因的实性肺结节直径＞8mm者，选择外科诊断时，建议考虑胸腔镜诊断性亚肺叶切除术。需要注意的是，对深部和难以准确定位的小结节，可考虑应用先进的定位技术或开胸手术。

（二）≤8mm的实性肺结节

1.单个实性肺结节直径≤8mm，且无肺癌危险因素者，建议根据结节大小选择CT随访的频率与持续时间：①结节直径≤4mm者应该接受有经验医生的建议随访，如果不随访，应告知患者不随访的潜在危害；②结节直径4~6mm者应常规年度随访；③结节直径6~8mm者在2年内应在6~12个月随访，如未发生变化，则改为常规年度检查。

2.存在一项或更多肺癌危险因素的直径≤8mm的单个实性结节者，建议根据结节的大小选择CT随访的频率和持续时间：①结节直径≤4mm者应常规年度检查；②结节直径为4~6mm者应在6~12个月随访，如果没有变化，则在18~24个月再次随访，其后转为常规年度随访；③结节直径为6~8mm者应在最初的3~6个月随访，随后在9~12个月随访，其后每6个月随访，如果2年后没有变化，转为常规年度检查。

CT检测直径≤8mm的实性肺结节时，建议使用低剂量CT平扫技术。

二、孤立性亚实性肺结节评估与处理原则

（一）评估 pGGN 的细则

pGGN（纯磨玻璃结节）以 5mm 大小为界进行分类管理。

1.pGGN 直径 ≤ 5mm 者，建议首次 6 个月随访胸部 CT，随后行胸部 CT 年度随访。

2.pGGN 直径 5~10mm 者，建议首次 3 个月随访胸部 CT，随后 6 个月行胸部 CT 随访，并建议应用 AI 和人机 MDT 评估，对要求个体化诊疗者，可辅以 CAC 评估，根据评估结果，推荐非手术活检和（或）手术切除。

需要注意的是：①pGGN 的 CT 随访应对结节处采用薄层平扫技术；②如果结节增大（尤其是直径 > 10mm），或出现实性成分增加，通常预示为恶性转化，需进行非手术活检和（或）考虑手术切除；③如果患者同时患有危及生命的合并症，而肺部结节考虑为低度恶性，不会很快影响到生存，或可能为惰性肺癌而无需即刻治疗者，则可限定随访时间或减少随访频率。

（二）评估 mGGN 的细则

对于 mGGN（混杂性结节），除评估 mGGN 病灶大小外，其内部实性成分的比例更加重要。当 CT 扫描图像中，实性成分越多，提示侵袭性越强。

1.单个 mGGN 直径 ≤ 8mm 者，建议在 3、6、12 和 24 个月进行 CT 随访，并建议应用 AI 和人机 MDT 评估，对要求个体化诊疗者辅以 CAC 评估，无变化者随后转为常规年度随访。

随访中需要注意：①混杂性结节的 CT 随访检查应对结节处采用病灶薄层平扫技术。②如果混杂性结节增大或实性成分增多，通常提示为恶性，需考虑切除，而不是非手术活检。③如果患者同时患有危及生命的合并症，而肺结节考虑为低度恶性，不会很快影响到生存，或可能为惰性肺癌而无需即刻治疗者，则可限定随访时间或减少随访频率。④如果发现肺结节的同时有症状或有细菌感染征象，可考虑经验性抗菌治疗。尽管经验性抗生素治疗有潜在的危害，但如果患者存在如结核、真菌等其他感染的可能性较小，可以考虑使用经验性抗生素治疗。

2.单个 mGGN 直径 > 8mm 者，建议在 3 个月重复胸部 CT 检查，适当考虑经验性抗生素治疗。若结节持续存在，建议应用 AI 和人机 MDT 评估，对要求个体化诊疗者辅以 CAC 或 PET-CT 评估，必要者考虑非手术活检和（或）手术切除进一步评估。

需要注意的是：①PET-CT不推荐用于判断实性成分≤8mm的混杂性病灶；②非手术活检可用于确立诊断并结合放置定位线、注射染料等技术辅助后续手术切除的定位；③非手术活检后仍不能明确诊断者，不能排除恶性肿瘤的可能性；④mGGN直径>15mm者可直接考虑进一步行PET-CT评估、非手术活检和（或）手术切除。

三、多发性肺结节评估与处理原则

多发性肺结节应注意如下方面。

1.评估中发现有1个占主导地位的结节和（或）多个小结节者，建议单独评估每个结节，并建议应用AI和人机MDT评估，对要求个体化诊疗者，可辅以CAC或PET-CT评估。

2.除非经组织病理学检查证实转移，否则不可否定根治性治疗。

3.对于多发性pGGN，至少1个病变直径>5mm，但<10mm，又没有特别突出的病灶，推荐首次检查后3个月再行CT随访；如无变化，其后至少3年内每年1次CT随访，其后也应长期随访，但间隔期可以适当放宽。如果发现病灶变化，应调整随访周期；如果结节增多、增大、增浓，应缩短随访周期，或通过评估病灶部位、大小和肺功能情况，选择性局部切除变化明显的病灶；如果结节减少、变淡或吸收，则延长随访周期或终止随访。

4.尽管PET-CT较难鉴别直径≤8mm结节的性质，但是PET-CT扫描仍有助于诊断多发性肺结节是否为肿瘤转移所致，可指导进一步评估。

5.对有1个以上肺结节的肺癌患者进行分类和采取最佳治疗存在困难时，建议多学科讨论。

6.可考虑新技术，如支气管内超声引导下肺活检术（EBUS）、虚拟导航气管镜（VBN）和电磁导航气管镜（ENB），可在一次检查操作中对多个较小的周边病灶进行活检和组织病理学评估。

7.一般认为>10个弥漫性结节，很可能伴有症状，可由胸外恶性肿瘤转移或活动性感染导致，原发性肺癌的可能性相对较小，但单一主要结节伴有一个或多个小结节的现象越来越普遍，需要进行仔细鉴别诊断。

第五章

肺结节的预防与预后

关于肺结节的预防与预后，以下从如何做到早期发现肺结节、检查发现了肺结节怎么办、如何判断肺结节是良性的还是恶性的，以及增强体质、提高免疫及避免诱因等方面分别论述。

一、肺结节的预防

（一）如何做到早期发现肺结节

目前胸部CT被公认是显示肺部病变最敏感的影像学检查方法。随着胸部影像学技术的发展，肺结节通过高分辨率CT都能够清楚地筛查出来。但并不是所有人都需要每年常规进行CT检查，建议罹患肺癌的高危人群每年进行低剂量螺旋CT的体检。高危人群包括：①吸烟指数大于400（每天吸烟支数×吸烟年数）者；②有高危职业接触史者（如石棉、铍、铀、氡等接触者）；③曾患恶性肿瘤或有肺癌家族史者，尤其是一级亲属家族史；④年龄大于40岁者；⑤合并慢阻肺、弥漫性肺纤维化或曾患肺结核者。满足上述1条以上的人群就需要进行常规CT筛查。上述肺癌高危人群的定义能够最大限度地加强我国肺癌二级预防的"早发现"，提高肺癌患者的5年生存率。

对于健康人而言，肺小结节的检出常常提示要警惕原发恶性肿瘤，而对于有恶性肿瘤病史的患者而言，肺小结节则可能提示肺部转移瘤的出现。

（二）检查发现了肺结节怎么办

通过体检发现了肺结节，首先不要过度恐慌，因为它不一定是癌症；即使是癌症，也因为发现得早，多数仍是极早期的癌症，只要通过及时、恰当的治疗，完全可以治愈。因此，应该尽快到正规医院相关科室就诊，接受专业医师的治疗建议。

通常包括以下3种。

1.随访观察 肺结节定期随访非常重要。可在一段时间内再次做CT检查（最好是高分辨率CT），并与之前的CT检查结果进行对比，判断结节大小、密度、位置等是否出现变化。良性结节在长期随访中一般不会出现变化，而恶性结节可以在短期内显著生长。

2.手术治疗 对于有手术指征的肺结节，专科医生会建议手术治疗。早发现、早诊断、早治疗是提高治愈率的关键。目前，早期手术是早期肺癌的首选治疗方法，并且微创治疗早期肺结节的效果非常好。

3.非手术活检 针对恶性高危肺结节，同时手术风险较高或不能手术治疗的患者，医师会建议进行非手术活检，如支气管镜活检、CT引导下穿刺活检、电磁导航镜活检等，明确病理，以指导治疗。

（三）增强体质、提高免疫及避免诱因

1.向患者及家属讲解肺结节的发病机制、发展和转归。语言应通俗易懂，对一些文化程度不高的患者或者老年人应进行耐心的讲解，使患者及家属理解预防肺结节的意义与目的。

2.鼓励患者进行适当的身体锻炼和呼吸功能锻炼，以进一步提高呼吸道的抗感染能力。

3.禁止和控制吸烟可有效预防肺结节，尤其要劝告吸烟的患者，使其认识到戒烟的重要意义。

4.避免吸入刺激性气体，如城市中的汽车尾气、工业废气、柏油马路经暴晒散发的有毒气体和房屋建筑装修所用的石材、油漆、地板胶、黏合剂等。

5.少去人群拥挤的地方，尽量避免与呼吸道感染者接触，减少感染的机会。

6.避免劳累、情绪激动等不良因素的刺激。

7.注意避寒保暖，防止受凉感冒。

8.指导患者合理安排膳食，养成健康的饮食习惯，减少腌制食物的摄入，增加蔬菜、水果的摄入量，加强营养，达到改善体质的目的。

二、肺结节的预后

采用高分辨率CT扫描，能够很清楚地显示结节的大小、边缘、密度及其与肺裂、胸膜的关系。可以从以下几个方面判断肺结节的良恶性。

1.大小 结节的大小是判断良恶性的重要标准。病灶越小，良性概率越高。病灶越大，恶性概率越高。

2.边缘 良性肺结节边缘光滑锐利。恶性肺结节边缘不整齐，出现分叶征、毛刺征、锯齿征，考虑恶性可能性大。

3.密度 良性肺结节密度多均匀一致。恶性肺结节密度可不均匀，出现空泡征、不规则偏心性空洞、支气管充气征。

4.病灶周围情况 良性结节如肺结核，周围有卫星灶（病灶周围纤维条索影、钙化）。恶性肺结节周围可出现胸膜凹陷征、血管集束征。

5.强化表现 恶性肺结节多数血供丰富，增强后明显强化。良性结节多数强化不明显。

6.动态随访 良性炎性结节在随访复查时变小或者消失。恶性结节在随访复查时增大。

肺结节如果明确诊断为恶性肿瘤，应参照肺癌的诊疗策略进行下一步诊治。有关这方面，国内外的诊疗指南基本是一致的。

（董瑞 董莹 秦洪义 徐杰达 付小勉 董杰 耿占峰 耿占印 张树森）

参考文献

［1］中华医学会呼吸病学分会，中国肺癌防治联盟专家组.肺结节诊治中国专家共识（2024年版）［J］.中华结核和呼吸杂志，2024，47（8）：716-729.

［2］中华医学会呼吸病学分会肺癌学组，中国肺癌防治联盟专家组.肺结节诊治中国专家共识（2018年版）［J］.中华结核和呼吸杂志，2018，41（10）：763-771.

［3］中华医学会呼吸病学分会肺癌学组，中国肺癌防治联盟.肺结节诊治中国专家共识［J］.中华结核和呼吸杂志，2015，38（4）：249-254.

［4］王吉辉，葛均波，邹和建.实用内科学［M］.16版.北京：人民卫生出版社，2022：1106-1112.

［5］陈荣昌，钟南山，刘又宁.呼吸病学［M］.3版.北京：人民卫生出版社，2022：811-826.

［6］杨丽，钱桂生.肺结节临床精准诊断的新理念［J］.中华肺部疾病杂志（电子版），2022，15（1）：1-5.

［7］董瑞.中西医结合诊治肺纤维化［M］.北京：人民卫生出版社，2009：75-77.

［8］雷光焰，张艰，闫小龙.肺结节诊治西北地区专家共识（2021年版）［J］.中国医药科学，2021，11（23）：16-22.

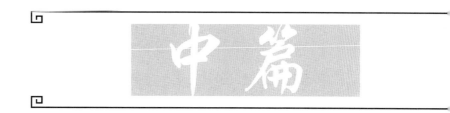

第一章

肺积（肺结节）概述

中医古籍文献中无肺结节病名，目前多数研究者认为，根据肺结节聚之有形，固定不移的中医病理特点以及临床表现，可将肺结节归属于"肺积（息贲）""积聚""肺痹""痰核""咳嗽""喘证"等范畴。本书主要以积聚、肺积进行论述。

一、中医病名命名

"积聚"之病名，最早见于《黄帝内经》。如《灵枢·五变》言："皮肤薄而不泽，肉不坚而淖泽，如此则肠胃恶，恶则邪气留止，积聚乃伤。"明确提出了积聚的病名和证候表现。《金匮要略·五脏风寒积聚》言：积者，脏病也，终不移；聚者，腑病也，发作有时，展转痛移，为可治。"《难经·五十五难》曰："积者五脏所生，聚者六腑所成。"明确了积与聚在病理及临床表现上的区别。《难经·五十六难》曰："五脏之积……肝之积，名曰肥气……心之积，名曰伏梁……脾之积，名曰痞气……肺之积，名曰息贲……肾之积，名曰奔豚。"将这五种积证予以归纳，根据其病机、部位、形态等确立五脏之积，并将积证的发生及证候特点进行了扼要辨别，至此，"五积"学说基本形成。肺结节病在五脏，为五脏之积，且固定不移，实属积证之肺积范畴。

积证是以体内结块，或胀或痛，结块固定不移，痛有定处为主要临床特征的一类病证。其病因病机主要是由情志失调、饮食伤脾、感受外邪、病后体虚等，肝脾受损，脏腑失和，以致气滞、血瘀、痰凝于体内，日久结为积块，而为积证。在治疗上，汉代张仲景进一步将积与聚进行区别，所制鳖甲煎丸、大黄䗪虫丸至今仍为治疗积证的临床常用方剂。《金匮要略·妇人妊娠病脉证并治》中首载癥病之说，将癥病与妊娠进行了详细鉴别，提出了以桂枝茯苓丸下其癥疾。张仲景记载的疟母、干血痨、妇人癥病等均符合瘀血阻络的病理机制，其创立的鳖甲煎丸、大黄䗪虫丸以及桂枝茯苓丸均为活血逐瘀化痰之方。

二、肺积渊源

肺积，最早见于《难经·五十六难》中的"肺之积，名曰息贲，在右胁下，覆大如杯，久不已，令人洒淅寒热，喘咳，发肺壅"，明确提出了肺积、息贲的病名及证候。《脉经·平五脏积聚脉证》中记载："诊得肺积，脉浮而毛，按之辟易，胁下气逆，背相引痛，少气，善忘，目瞑，皮肤寒……"《素问·奇病论》记载："病胁下满，气逆，二三岁不已……病名曰息积……不可灸刺，积为导引服药，药不能独治也。"对肺积的病因病机及治疗做了相应阐述。《素问·阴阳应象大论》云："阳化气，阴成形。"阴阳失调而致肺积形成。

肺积是以喘息气急、胸胁胀满疼痛、肢体转筋，甚至吐血为主要症状的一类疑难病症。其病因病机在于脏腑功能受损，正气虚，邪毒侵袭于内。肺位于人体上部，为华盖，主气，司呼气，亦通调水道，且肺为娇脏，外邪侵袭，首先犯肺，肺之所伤，气之不足，正气弱，他脏亦虚损。又因肺五行属金，母为脾，子为肾，克为肝，肺气虚，损及脾肾，肝阳上亢，诸症皆现。外感邪气、饮食不节、情志失常、体弱劳倦等致气血运行不畅，日久炼痰成瘀，痰瘀阻滞，聚而成毒，停于肺脏，甚或留于他脏，不仅可见胸胁满闷疼痛、气喘咳嗽，还可出现周身作痛、情志不遂，可谓难治之病。张洁古《活法机要》言："壮人无积，虚人则有之，由于脾胃怯弱，气血两衰，四时感，皆能成积……故善治者，当先补虚，使气血旺，其积自消。"在治疗上，宋代《圣济总录》言："癥瘕癖结者，积聚之异名也……治肺积、息贲，气胀满，咳嗽，涕唾脓血，桑白皮汤方……治肺积、息贲，上气胸满咳逆，枳实汤方……"古籍中对肺积的治疗多取补肺降气之意，为现代研究肺结节的治疗提供了思路。

三、肺积辨证

肺结节的"结"根据《说文解字》来讲，从系，吉声。结，缔也；缔，结不解也。结在《黄帝内经》中，呈现出名词、动词等形式。其中结的名词形式有喉结、筋结、络结、结块等。如《素问·皮部论》云："黄帝问曰：余闻皮有分部，脉有经纪，筋有结络，骨有度量。"《灵枢·根结》云："则脉有所结而不通，不通者，取之少阴，视有余不足，有结者，皆取之不足。"以生理性的或者病理性的结块为定义，表述了结的实质是人体具有结块特征的组织结构。同时在《素问·至真要大论篇》

中提出了"结"的治疗原则为"结者散之",即结节以疏散为主。另外,结以动词出现时可指经脉交结。如《素问·水热穴论》云:"伏兔上各二行、行五者,此肾之街也,三阴之所交结于脚也。"《素问·举痛论》云:"帝曰:善。余知百病生于气也。怒则气上,喜则气缓,悲则气消,恐则气下,寒则气收,炅则气泄,惊则气乱,劳则气耗,思则气结。"结作为动词还体现在气血郁结、邪气留结、情绪郁结等方面,指出了气血、六淫之邪、情绪致病的发生发展过程。

肺结节这一疾病,病位在肺,病机是经脉交结,结而不通,最终形成结节积聚于肺的病理状态。

第二章

肺积（肺结节）病因与病机

一、中医病因

《医学源统论·病同因别论》曰："凡人之所苦，谓之病；所以致此病者，谓之因。"病因学说是中医学理论的重要组成部分，为临床辨证求因，随因施治提供客观依据，肺积致病之因有三，内因、外因和不内外因。肺积病位在肺，但涉及脾、肾、肝三脏，脾肾阳气不足，致使人体代谢失调，产生痰、瘀、毒等致病之邪，肺结节人群长期压力大，恼怒悲思伤及肝脾，肝气郁结，肝脾不和，痰、气、瘀互结，加速肺结节的发病。肺结节属本虚标实，本为脾、肾、肺等诸阳气不足，标则为痰、瘀、毒病邪互结。我们认为，虚、痰、瘀、毒四大致病因素导致了肺积的发生。国内大多数学者认为，肺积的病因主要包括外感之邪、环境毒邪、饮食内伤、正气亏虚、他病续发等。

董瑞主任医师认为肺结节是由阴阳失衡产生的。阴阳失衡，是指阴阳之间失去协调平衡的病理状态。指机体在疾病的发生、发展过程中，由于各种致病因素的影响及邪正之间的斗争，导致机体阴阳两方面失去相对协调平衡，形成阴阳的偏胜、偏衰、互损等病理状态。导致肺结节阴阳失衡的致病因素有三，外因为风、寒、暑、湿、燥、火六淫及疫疠之气；内因为喜、怒、忧、思、悲、恐、惊七情；不内外因为痰、瘀、毒等代谢之邪及外伤、虫咬等。《医宗必读》有云："积之成者，正气不足，而后邪气踞之。"由此可见，正气亏虚，邪气踞结，是诸积证发病的基础。

1.外感之邪 所谓外感之邪，不外六淫、疠气、毒邪之类。肺为华盖，合皮毛，开窍于鼻，外邪多从皮毛、口鼻侵入人体。外邪侵袭人体，稽留不去，影响肺气宣发肃降，继而累及肺朝百脉、主治节、通调水道之功。肺气不利，则治节失司，水道不通，血行不畅，而致痰浊内生，气滞血瘀痰凝，凝聚成肺结节。

2.环境毒邪 由于人体生活在大气中，粉尘、烟雾、尾气、雾霾等造成空气污染，空气中有毒的粉尘和颗粒，以及病原微生物和烟草的烟雾等，被人体吸入后，可引起呼吸道损害，导致肺组织受到损伤，引起病变，最终形成肺积。

3.饮食内伤　饮食不节，损伤脾胃，津液不布，湿浊内停，凝结成痰，痰阻气滞，血脉壅塞，痰浊与气血相搏，气滞血瘀，脉络阻滞，而成积证。如《太平圣惠方·治食癥诸方》言："夫人饮食不节，生冷过度，脾胃虚弱，不能消化，与脏气相搏，结聚成块，日渐生长，盘牢不移。"

4.正气亏虚　《素问·评热病论》云："正气存内，邪不可干，邪之所凑，其气必虚。"先天禀赋不足或久病体虚致肺、脾、肾功能虚弱，肺气亏虚，易招致外毒袭肺，气机运化无力，气血津液失于输布，导致痰湿内生，气血运行涩滞，以致气滞、血瘀、痰凝于肺而成肺积。

5.他病续发　即其他慢性肺系疾病续发。由于病邪长期留滞于肺，病久肺虚，余邪留恋，造成肺气闭郁，津液受损，痰湿凝聚，脉络不畅，瘀血内阻；或感染虫毒，虫阻血络，气血运行不畅，血络瘀阻；或虚劳日久，慢性消耗，津竭气衰，血行受阻，气滞血瘀，长此以往，瘀滞肺胸，发为结节。

二、中医病机

病机是指疾病的发生、发展与变化的机制，是疾病的临床表现、发展转归和诊断治疗的内在依据。肺结节的病位在肺，与肝、脾、肾三脏密切相关。"结"是本病的关键病机，可追溯到《黄帝内经》。如《灵枢·九针十二原》曰："夫善用针者，取其疾也，犹拔刺也，犹雪污也，犹解结也，犹决闭也。"拔刺、雪污、解结、决闭等意象均有祛除病证根源的含义，是多种疾病治疗的关键。诸多邪气交结，更促使了疾病的产生。如《素问·阴阳别论》中的"一阴一阳结"为喉痹，"二阳结"为消病，"三阳结"为小便不通，"三阴结"为水气病。并且积聚类疾病的形成与"结"之病机密切相关。如《灵枢·刺节真邪》有言："有所结，气归之，卫气留之，不得反，津液久留，合而为肠瘤。久者数岁乃成，以手按之柔。""结"在《黄帝内经》中指多种疾病的病机，如邪结、气结、脉结、结络、腑结、阴阳结等，用来表述邪气集聚，或气滞血凝不通。另外，"结"之病机是难治性疾病的主要矛盾或枢机点。"因此，依据《黄帝内经》确定了肺结节以肺、脾、肾阳虚，肝气郁结为本，痰、瘀、毒损伤肺络为标之病机学说，创建了肺结节体质与情志学说。针对"结"这一关键病机，《素问·至真要大论》中给出的治疗方法为"结者散之"，即用疏散的方法治疗。

《黄帝内经》明确阐述"诸风掉眩，皆属于肝。诸气膹郁，皆属于肺。诸湿肿满，皆属于脾……"等病机十九条，确立病机的基础是"阴阳失调"，病机分析应以"阴阳"为轴心。肺结节病因病机应遵循中医学病因病机规律去探索，董瑞主任医师认为肺结节病因病机主要包括：内因：阴阳失调，阳不化气，阴成形，脾肾阳气不足导致痰、瘀、毒等病理产物生成与凝聚，肺气虚，宣发肃降功能失调；七情所伤，气机不畅，以肝气郁滞，忧思伤肺为特点。外因：雾霾、吸烟等外毒吸入。肺结节的形成是阳虚，气虚，痰、瘀、毒，气郁质的联合作用。病机特点是以肺、脾、肾阳虚为本，痰、瘀、毒损伤肺络贯穿发病全过程，以肺络脉受损为节点。

　　董瑞主任医师认为，"虚、痰、瘀、毒"四大致病因素导致了肺积的发生。肺结节患者素体阳虚，阳虚化气功能减弱，无力推动、运化水谷精微之气，气机不畅，气不行津则聚而为痰，气不运血则停而为瘀，痰瘀胶结化成毒，致使人体产生痰、瘀、毒致病之邪，痰、瘀、毒等病理产物互结，损伤肺络，聚积而成形。加之患肺结节人群精神压力大，长期精神紧张，悲思伤及肝脾，肝气郁结，肝脾不和，痰、气、瘀互结加速肺结节的发病。肺结节病位在肺，但涉及脾、肾、肝三脏，病因病机以肺、脾、肾阳虚，寒饮伏肺，肝气郁结为本，痰、瘀、毒损伤肺络为标，本虚标实。

　　中医思维核心：方随法出，法随证立，证遵机理，方证药合一。肺结节的病因病机是明确证候、治疗大法，确立方、药、术的关键。

第三章

董瑞创立肺积（肺结节）体质与情志学说

一、国医大师王琦院士论《中医体质学说》

"体质"源于《黄帝内经》，见于《灵枢·通天》及《灵枢·阴阳二十五人》等篇。医圣张仲景在《伤寒杂病论》中最早提出辨病、体质、证候相兼之思想，后历代医家均有论述。当代国医大师王琦院士1995年出版《中医体质学说》，提出阳虚质、气虚质、痰湿质、血瘀质、阴虚质、湿热质、气郁质、特禀质与平和质九种体质，形成现代的中医体质学说。中医体质学说研究体质的类型与疾病、证候及健康的关系，从改善体质入手，改变疾病发生的环境、切断传变途径，完全符合中医学"未病先防，已病防变，病愈防复"之思想。

（一）平和质

总体特征：阴阳气血调和，以体态适中、面色红润、精力充沛等为主要特征。

形态特征：体形匀称健壮。

常见表现：面色、肤色润泽，头发稠密有光泽，目光有神，鼻色明润，嗅觉通利，唇色红润，不易疲劳，精力充沛，耐受寒热，睡眠良好，胃纳佳，二便正常，舌色淡红，苔薄白，脉和缓有力。

心理特征：性格随和开朗。

发病倾向：平素患病较少。

对外界环境适应能力：对自然环境和社会环境适应能力较强。

（二）阳虚质

总体特征：阳气不足，以畏寒怕冷、手足不温等虚寒表现为主要特征。

形态特征：肌肉松软不实。

常见表现：平素畏冷，手足不温，喜热饮食，精神不振，舌淡胖嫩，脉沉迟。

心理特征：性格多沉静、内向。

发病倾向：易患痰饮、肿胀、泄泻等病，感邪易从寒化。

对外界环境适应能力：耐夏不耐冬，易感风、寒、湿邪。

（三）气虚质

总体特征：元气不足，以疲乏、气短、自汗等气虚表现为主要特征。

形态特征：肌肉松软不实。

常见表现：平素语音低弱，气短懒言，容易疲乏，精神不振，易汗出，舌淡红，舌边有齿痕，脉弱。

心理特征：性格内向，不喜冒险。

发病倾向：易患感冒、内脏下垂等病，病后康复缓慢。

对外界环境适应能力：耐风、寒、暑、湿邪。

（四）血瘀质

总体特征：血行不畅，以肤色晦暗、舌质紫暗等血瘀表现为主要特征。

形态特征：胖瘦均见。

常见表现：肤色晦暗，色素沉着，容易出现瘀斑，口唇暗淡，舌暗或有瘀点，舌下脉络紫暗或增粗，脉涩。

心理特征：易怒，健忘。

发病倾向：易患癥瘕及痛症、血症等。

对外界环境适应能力：不耐受寒邪。

（五）气郁质

总体特征：气机郁滞，以神情抑郁、忧虑脆弱等表现为主要特征。

形态特征：形体瘦者为多。

常见表现：神情抑郁，情感脆弱，烦闷不乐，舌淡红，苔薄白，脉弦。

心理特征：性格内向不稳定，敏感多虑。

发病倾向：易患脏躁、梅核气、百合病及郁证等。

对外界环境适应能力：对精神刺激适应力较差，不适应阴雨天气。

（六）阴虚质

总体特征：阴液亏少，以口燥咽干、手足心热等虚热表现为主要特征。

形态特征：体形偏瘦。

常见表现：手足心热，口燥咽干，鼻微干，喜冷饮，大便干燥，舌红少津，脉细数。

心理特征：性格急躁，外向好动，活泼。

发病倾向：易患虚劳、失精、不寐等病，感邪易从热化。

对外界环境适应能力：耐冬不耐夏，不耐受暑、热、燥邪。

（七）湿热质

总体特征：湿热内蕴，以面垢油光、口苦、苔黄腻等湿热表现为主要特征。

形态特征：形体中等或偏瘦。

常见表现：面垢油光，易生痤疮，口苦口干，身重困倦，大便黏滞不畅或燥结，小便短黄，男性易阴囊潮湿，女性易带下增多，舌质偏红，苔黄腻，脉滑数。

心理特征：急躁易怒。

发病倾向：易患疮疖、黄疸、热淋等病。

对外界环境适应能力：对夏末秋初湿热气候，湿重或气候偏高环境较难适应。

（八）痰湿质

总体特征：痰湿凝聚，以形体肥胖、腹部肥满、口黏苔腻等痰湿表现为主要特征。

形态特征：体型肥胖，腹部肥满松软。

常见表现：面部皮肤油脂较多，多汗且黏，胸闷，痰多，口黏腻或甜，喜食肥甘甜腻，苔腻，脉滑。

心理特征：性格偏温和稳重，多善于忍耐。

发病倾向：易患消渴、中风、胸痹等病。

对外界环境适应能力：对梅雨时节或湿重的环境适应能力较差。

（九）特禀质

总体特征：先天失常，以生理缺陷、过敏反应等为主要特征。

形态特征：过敏体质一般无特殊；先天禀赋异常者或有畸形，或有生理缺陷。

常见表现：过敏体质者常见哮喘、风团、咽痒、鼻塞、喷嚏等；患遗传性疾病者有垂直遗传、先天性、家族性特征；患胎传性疾病者具有母体影响胎儿个体生长发育及相关疾病特征。

心理特征：随禀质不同，情况各异。

发病倾向：过敏体质者易患哮喘、荨麻疹、花粉症及药物过敏等；遗传性疾病如血友病、先天愚型等；胎传性疾病如五迟五软、解颅、胎惊等。

对外界环境适应能力：适应能力差，如过敏性体质者对易过敏季节适应能力差，易引发宿疾。

二、肺结节与阳虚体质学说

董瑞主任医师十余年前开始确立"肺结节辨病、辨证候、辨体质三结合"原则，诊治两万余患者，发现肺结节，以及甲状腺结节、乳腺结节、胃肠息肉、子宫肌瘤和多种肿瘤的发病、转化与体质密切相关；提出了"阴证候肺结节体质"（阳虚质、气虚质、血瘀质、痰湿质与特禀质）和"阳证候肺结节体质"（阴虚质、湿热质、气郁质）。临床分析发现，肺结节体质的共同特点为，肺结节与其他脏器结节并发，各种体质不同时期相互混杂，但万变不离阴阳，以"三阴三阳"为基础，遵循"寒者热之，热者寒之"之原则，采用董氏温阳化结膏为主，辅助艾灸、埋针、冬病夏治、药膳食疗及情绪疏导等法，发现肺结节体质均有不同程度改变，而且越早恢复平和体质，肺结节缩小、控制效果越明显。反之肺结节恶化，体质的改变不明显，且有阳虚质与气郁质合并加重之案例。因此，肺结节的体质调整值得我们深入研究探讨。

阳虚体质的实质病机体现在脾、肾、心三脏的阳气不足，临床以阳虚生内寒，阳虚生痰瘀，阳不化气、阴成形为病机特点。病因多为长期患各种慢性病，大病、重病及手术等消耗了人体之阳气，先天禀赋不足，家族遗传因素，外感六淫之寒、湿之邪是主要外在因素，七情忧思过度及房事不节等诸因素亦有重要影响。临床主要表现为畏寒，四肢不温，疲乏倦意，进食油腻之品便腹泻，小便频数，食欲不振，面色少华，舌淡胖嫩，边有齿痕，脉沉细等。董瑞主任医师团队在"中西医防治肺结节1000例临床综合分析"中发现，肺结节归属为阳虚体质者占70%以上，阳虚症状不典型者居半数。董瑞主任医师的经验是，如果肺结节患者无"阳虚证候"典型表现，就以"脉舌合参"判定肺结节"阳虚证候"体质（舌淡胖嫩边有齿痕、脉沉细附于骨）。大量数据还表明，肺结节合并甲状腺结节、乳腺结节、胃肠息肉、子宫肌瘤等诸脏器结节者90%为阳虚体质，同时多合并气虚质、痰湿质、血瘀质及气郁质。肺结节阳虚体质的调理关键节点在"先天之本"肾与"后天之本"脾，肾在于精化气，脾在于化水谷为精气。临床实践表明，以"董氏温阳化结膏"、康益"仙芪扶阳固本丸"健脾益肾为主，辅助艾灸、膻中穴埋针、冬病夏治、药膳食疗等方法调理肺结节阳虚体质行之有效，且最好是在夏季之三伏天与冬季之三九天调理，往往达到事半功倍之效。

三、肺结节与情志学说

中医情志学说包含七情与五志。七情是指"喜、怒、忧、思、悲、恐、惊"七种情绪表现。七情作为致病因素始见于《黄帝内经》，董瑞主任医师对全书162篇逐篇考证发现，涉及"喜、怒、忧、思、悲、恐、惊"的词条超过200个，奠定了中医学"七情"发病的理论基础。五志是指"心、肝、脾、肺、肾"五脏与"喜、怒、忧、思、悲、恐、惊"七种情绪的联系，"肝在志为怒，心在志为喜，脾在志为思，肺在志为忧，肾在志为恐"，后人一般将悲和忧合并、惊和恐合并，就形成了"七情五志"之说。喜、怒、忧、思、悲、恐、惊本为人的七种正常情绪表现，太过、不及均可致病，如"怒"过之肝病、"喜"过之癫狂、"忧"过之肺病、"恐"过之失禁等。

肺结节归属于中医学"肺积""积聚"范畴。董瑞主任医师认为，其具有以"忧悲伤肺、寒饮伏肺、肝郁气滞、脾肾阳虚"为本，"痰、瘀、毒与尘霾损伤肺络"为标之病机特点；提出以调理肺结节阳虚、气虚、血瘀、气郁、痰湿体质为核心，以"健脾益肾"铲除痰、瘀、毒的生化之源为切入点，以温阳化结、疏肝散结、宣肺散结、软坚散结、涤痰散结及情志疏导为治疗原则。

情志因素不但与肺结节发病密切相关，对肺结节防治及转归更是有重要影响。董瑞主任医师长期临证发现，大部分肺结节患者有长期情绪不畅，家庭变故，生活、事业各种因素纠结史，忧愁、悲思过度伤肺及脾气暴躁、郁怒伤肝等是诱发肺结节的重要情志因素。最值得提示的是，肺结节检出后"喜、怒、忧、思、悲、恐、惊"七情变化与肺结节的预后关系密切。中医学认为，"正气内存，邪不可干""阴平阳秘，精神乃治"，因此，"治形"先"治气"，"治气"先"治神"是为中医之大道。

第四章

肺积（肺结节）辨证论治

肺结节属于中医学"肺痹""肺积"等范畴。肺痹为痰、瘀、毒邪痹阻肺络，为实证；肺积为气虚，络虚不荣，阳虚寒饮伏肺，气血推动乏力易致痰、瘀、毒结聚，为虚证。但发展最终结果为本虚标实，虚实夹杂。董瑞主任医师从事临床肺系疾病诊治四十余年，治疗两万余例肺结节患者，总结提出"温肺化饮、健脾益肾、温阳散结通络"辨证施治肺积（肺结节）之大法。

董瑞主任医师认为，虚、痰、瘀、毒是肺结节的四大致病因素，在肺积（肺结节）病程演变中起到主导作用，临床以虚、痰、瘀、毒阐释其病机，能执简驭繁，把握本质，循证组方，在前人经验基础上创立了肺积（肺结节）"虚、痰、瘀、毒学说"。

一、虚、痰、瘀、毒致病之基本理论

（一）虚

虚即正气亏虚。正气，是指人体抗病、防疫、调节、适应、康复能力。正气以人的精、气、血、津、液等物质及脏腑、组织的功能活动为基础。虚是人体精、气、血、津、液等物质不足及脏腑功能失调、低下的概括。提及虚证，必谈"气"，"气虚"是虚之根本。中国古代哲学家认为，"气"是构成世界的最基本物质，宇宙间一切事物都是由气的运动变化而产生。阴阳二气时时刻刻都在运动着，故《周易》云："天地氤氲，万物化醇。"

古人将哲学中关于气的理论引进中医领域，即形成了中医学"气"的基本理论。中医学认为，"气"是构成人体的最基本物质。《素问·宝命全形论》云："人以天地之气生，四时之法成，天地合气，命之为人。"指出了人是由天地之气相合而产生，人是自然界的产物，气又是维持人体生命活动最基本的物质。气的来源有三：一者，先天禀赋之气，又叫"元气"；二者，后天水谷之气，又叫"谷气"；三者，自然界之"清气"。肺积（肺结节）的发生与三者关系密切，现简述之。

1.禀赋之气

主要是指肾脏而言，中医学认为，"肾为先天之本"，先天肾之精气禀受于父母，在人尚未出生之前已经形成，父母之精交合，形成人体的胚胎，因此胚胎自身就包含着受之于父母的先天精气，从而形成促进人体生长发育的原动力和繁衍后代的最根本物质基础。两万余例肺结节病史研究表明，肺结节患者之父母多数有呼吸系统疾病史。临床研究证明，肺积（肺结节）的发病与先天禀赋不足关系密切。

2.水谷之精气

"谷气"称为后天之气，来源于饮食物。饮食入胃，经脾的运化，其精微者上行于肺，在心肺的共同作用下，敷布周身，成为人体气血生化的主要来源。《灵枢·五味》云："谷不入，半日则气衰，一日则气少矣。""水谷之气"是滋养、培补先天之气"元气"的重要来源，"元气"不足而致气虚弱者，可通过后天补养先天。张景岳认为，"元气"盛衰除与先天禀赋密切相关外，与后天脾胃运化功能及饮食营养亦有密切关联。所以后天之"谷气"的虚弱是导致肺积（肺结节）的直接因素。

3.自然界之清气

"清气"存在于自然界，肺结节（肺积）的发生，一是由于肺气的功能不足，"清气"是通过肺的呼吸功能吸入人体，人一降生便开始呼吸，"清气"为生成人体之气的重要来源，呼吸功能受损，不能正常吸入"清气"，而导致肺结节的发病。二是自然之"清气"受到污染，使肺受损而发病。

综上所述，虚证致肺积（肺结节）的因素，包括先天之"元气"不足，后天之"谷气"不能补养，自然界之"清气"不能充分吸纳，三者的失调，为虚之本。

（二）痰

痰是中医学之独特致病因素之一，早在《神农本草经》中已有"胸中痰结"之记载，《诸病源候论》认为，"将适失宜……饮食乖度，隔内生热痰"。肺、脾、肾三脏共同参与人体水液代谢。究其根源，痰主要是人体水液代谢失常所致，应归之于肺、脾、肾三脏。凡外感六淫，内伤七情，饮食失宜，劳倦太过及感染、疫毒等，均可导致肺、脾、肾三脏生理功能失常而致痰的形成。所以，前人有"肺为贮痰之器，脾为生痰之源，肾为生痰之根"之说。

1.痰的定义与形成

痰是人体水液代谢形成的病理产物，一般较稠者为痰，较清者为饮。痰可分为有形之痰与无形之痰，肺结节所涉及之痰为有形之痰。痰的形成多为外感六淫、内伤七情或饮食不节，导致脏腑功能失调，气化不利，水液代谢障碍，水饮留滞所致。肺、脾、肾及三焦在水液代谢中起着重要作用。肺主宣发肃降，肺失宣降，水津不布，水道不利，则聚水而生痰；脾主运化，脾失健运，水湿内生，聚湿生痰，肾阳不足，气化无力，水液不化，停而生痰；三焦水道不利，津液失布，亦能聚水生痰。

2.痰邪致肺积（肺结节）特点

痰一旦产生，可随气流窜全身，外在经络、肌肤，内在脏腑。《杂病源流犀烛·痰饮源流》云："而其为物则流动不测，故其为害，上至巅顶，下至涌泉，随气升降，周身内外皆到，五脏六腑俱有。"就肺积（肺结节）而言，痰阻于肺，肺失宣降，肺气郁闭，可出现胸闷气短、咳嗽等症，日久入络，肺络痹阻不通，而致肺结节病理产物积聚而生。

（三）瘀

瘀指瘀血，是指留于体内，未能及时消散的离经之血，以及因血液运行不畅、停滞于经脉或脏腑组织的血液。瘀血是血液运行失常的病理产物，也是具有致病作用的"坏血"，在古代文献中对瘀血有"污血""恶血""败血"等记载。

1.瘀血形成原因

（1）气滞致瘀："气为血之帅、血为气之母"，情志郁结或湿、痰积滞体内，阻遏脉络，影响脏腑气机，都会造成血液运行不畅，从而在体内某部位瘀积不行，形成瘀血。

（2）因虚致瘀：载气者为血，运血者为气，故气充盛则血正常运行，气虚则运血无力，阳虚则脉道失于温通，阴虚则脉遏，无以载气。因此，阴阳气血的亏损，可导致血行迟缓，血液在体内某些部分停滞不行，而成瘀血。

（3）出血致瘀：各种外伤致使脉管破损而出血，成为离经之血，或其他原因导致所出之血不能排出体外而形成瘀血。

（4）血寒、血热致瘀：血遇热则行，遇寒则凝，若外感寒邪，入于血脉，温运无力，则血液凝固而运行不畅，导致瘀血形成。若外感火热之邪，入舍于血，血热互结，使血液黏稠而脉道不通。《医林改错》云："血受寒则凝结成块，血受热则煎熬成块。"血寒、血热均可致瘀血。

2.瘀血致肺积（肺结节）特点

（1）瘀阻于肺络：肺为娇脏，肺受寒、热之邪内侵，可致血瘀肺络，瘀血留滞于肺，又致肺气不宣，致使瘀血病理产物越积越多，形成有形之物，发为肺结节。

（2）痰与瘀往往同时形成致病因素：痰、瘀二者同是病理产物，又是继发致病因素，前者是津液代谢障碍的产物，后者是血液运行不畅的产物。二者均与肺、脾、肾及外感因素密切相关，往往同时致病。

（四）毒

关于"毒"，历代学者见解不一。晋代葛洪在《肘后备急方》中提出"毒"之病因病机理论，认为"毒"之气不能如自然"恶气"般视之，其具有致病的特点，分为"寒毒""温毒""恶毒""蛊毒""风毒""淫毒"等。汉代张仲景在《金匮要略》中指出疾病发生的三个原因："千般疢难，不越三条，一者，经络受邪，入脏腑，为内所因也；二者，四肢九窍，血脉相传，壅塞不通，为外皮肤所中也；三者，房室、金刃、虫兽所伤。以此详之，病由都尽。"宋代陈无择在《三因极一病证方论·三因论》中发挥《金匮要略》"千般疢难，不越三条"之意，提出了"三因学说"："六淫，天之常气，冒之则先自经络流入，内合于脏腑，为外所因；七情，人之常性，动之则先自脏腑郁发，外形于肢体，为内所因；其如饮食饥饱，叫呼伤气……乃至虎狼毒虫，金疮踒折，疰忤附着，畏压缢溺等，有背常理，为不内外因。"对肺积（肺结节）"毒"之因分析如下。

1. 虫蛊

虫蛊指寄生虫，多因摄入寄生虫所污染的食物，或生食蟹、沼虾、水生昆虫等而直接致病。如肺吸虫病，肺阿米巴病，此为寄生虫感染。亦有古人称为"瘵虫"者所致之肺瘵，相当于现代医学之结核杆菌引起的肺结核。另有支原体、衣原体、病毒等微生物感染引起的肺系疾病，日久不愈，久病伤及肺气，肺气不足，行血力弱，易致气虚血瘀，瘀结内停，积聚由生，肺积成形。

2. 环境污染之毒邪

各项生产和生活活动排放多种有害气体、颗粒等，形成的烟雾、粉尘等均视为毒邪。这些环境中的毒邪能直接损伤肺脏，而继发肺结节。

3. 内毒

这是指脏腑功能和气血运行失常，体内生理或病理产物不能及时排出，导致内毒在体内化生、积聚。

4. "毒"致肺积（肺结节）特点

（1）直接致病，发病缓慢，如吸烟者、煤矿工人等。

（2）与虚、痰、瘀共同构成肺结节发病因素。

二、虚、痰、瘀、毒病理之新说

虚、痰、瘀、毒作为肺结节的病因作用于机体后，使机体发生不同病理变化，以此解释肺结节发生、发展、变化的机制，形成了董氏虚、痰、瘀、毒病理学说。

《伤寒杂病论》奠定了络病的辨证基础，清代叶天士提出"久病入络"之说，使络病学说成为了中医学重要的病机理论。肺结节（肺积）的关键病机是肺络为痰、瘀、毒所痹阻。肺积是痰气瘀结，经脉交结，结而不通，最终形成结节积聚于肺的病理状态，致肺叶气血不充，络虚不荣，两者皆属肺络脉病变。络脉痰瘀痹阻，络虚不荣，是两个重要病理机制，现就痰、瘀、毒致肺络痹阻的机制加以分析。

（一）肺络释义

络指络脉，有网络的含义，经是经脉，有路径之意，经脉有一定的循行路线，而络脉较经脉细小，纵横交错，网络全身。从经脉分出的支脉为别络，从别络分出逐层细化的脉络为系络、缠络和孙络。《灵枢·经脉》云："肺手太阴之脉……是动则病肺胀满，膨膨而喘咳，缺盆中痛，甚则交两手而瞀，此为臂厥。是主肺所生病者，咳，上气喘渴，烦心胸满，臑臂内前廉痛厥，掌中热。气盛有余，则肩背痛，风寒汗出中风，小便数而欠。气虚则肩背痛寒，少气不足以息，溺色变。"脉络分阳络与阴络，明代张景岳在《类经》中说："以络脉为言，则又有大络、孙络，在内、在外之别，深而在内者，是为阴络……浅而在外者，是为阳络。"现代学者研究认为，络脉在体内空间位置表现，体表为阳络，脏腑之络为阴络，因此，肺络当属阴络。叶天士也有"阴络即脏腑隶之下络"之言。肺络的特点是，络脉如网状分散于肺，肺的疾病初在肺经，久则血伤入肺络。

（二）痰、瘀、毒伤及肺络

肺之经气进入肺络为肺络气，肺络的功能是使在脉中运行的血液渗透于脏腑组织，在肺络的末端进行供血、气体交换，以维持生命活动。痰、瘀、毒损伤肺络具有三个特点。

1.络虚不荣 痰、瘀、毒互结，致络脉瘀阻，使肺痹不用，正气本虚，情志郁结，而致络脉空虚，不能进行足够气体交换。因痰、瘀、毒致虚，由肺及肾，肺肾两虚，"子病及母"致脾气亦虚，化生不足，气血不充，使肺络虚而不通，导致肺积。

2.易积成形 气无形，主功能，血有形，主形质。痰、瘀、毒病邪损伤肺络，发展为器质性病理损害，痰、瘀、毒混处肺络中，导致肺络瘀阻，结聚成形而致瘀积。即痰、瘀、毒互结阻滞肺络，化成形，积于肺络形成结节。

3.易入难出 肺络为阴络，气滞、血凝、瘀结、毒邪混处肺络，具有易入难出，胶固难愈的病机特点。

三、肺结节正气虚的四个主要方面

正气虚是肺结节发病的内在因素。《内经》云："正气存内，邪不可干。邪之所凑，其气必虚。"中医学认为，正气充足，卫外固密，病邪难于侵犯人体，疾病则无从发生，或者有外邪侵犯，正气亦能抗邪而不至于发病。

（一）肺气虚

肺气虚是指肺气不足，卫表不固，其机制为："清气"吸入不足，后天"谷气"化生不足，而直接致"宗气"虚弱，或久病咳喘，耗伤肺气，肺主气，司呼吸，久病咳喘致肺气虚，呼吸功能减弱，而致肺脏易受外邪侵袭。肾之气为"元气"，其中"元阳之气"能助长全身之阳气；"元阴之气"能滋养全身之阴气。阳气是人体生命活动的原动力，胸中之气又为"宗气"，是由肺吸入自然界之清气和脾胃化生水谷之气所合成，属后天之气。中医学认为，先天之"元气"，是靠后天之气补充、滋养；而后天之"宗气"又靠先天之气推动、化生。所以肺气的不足，从根本上讲，是肾的"元阳"之不足，后天"宗气"又补充不到位，从而致病。关键在先天之根肾脏，后天之本脾脏，吐故纳新之肺脏。

（二）肺阳虚

历代医家对肺阳虚均有所论，《黄帝内经》所言"五脏阳"寓肺阳之生理病理，《金匮要略》述"肺中冷"已立肺阳虚之说，至近代关于肺阳虚的研究已近成熟。肺之阳气主要来源于四个方面。一者，先天之阳气，此阳气藏于肾中，充养肺阳，使肺阳得以生成。二者，由天地阳气所化生，如西方之气（秋天之气、燥辛之气）中属阳的部分化生了肺阳。三者，是由脾、肾、心、肝四脏阳气转化而来，滋养肺阳。四者，是由肺阴化生肺阳，阴阳互根，肺阳根于肺阴，肺阴可化生肺阳。以上各方面异常均可导致肺阳不足。

（三）肾阳虚

肾阳虚是指肾脏阳气不足，推动、激发各脏腑的生理功能，温煦全身脏腑、形体、官窍的作用减弱，促进精血津液化生和运行、输布的功能减弱，导致虚寒内生的病理变化。肺肾互相滋养，即"金水相生"，久咳肺气亏损，病久及肾，或房劳太过，耗伤肾精、肾气，肾阳不能温煦于肺，均可形成肺肾两虚证。

（四）脾阳虚

脾阳虚是指脾阳不足，功能减退，温煦无力，运化失职，出现虚寒内生的表现。脾为气血生化之源，劳倦过度，或饮食不节，不能输精于肺，则肺气日衰，或久咳伤肺，"子病及母"致脾气亦虚，均可形成肺脾两虚证。

四、肺结节辨证论治

许多肺结节患者并没有明显的咳、痰、喘、痛等临床表现，但多数患者有体质上的偏颇。肺结节患者多为气虚质、阳虚质，董瑞主任医师建议从体质的偏颇进行调理，改变肺结节在体内生存、生长的整体环境，达到平和质的状态。《医书阐释》记载："阳者阴之根也，阳气充足，则阴气全消，百病不作。"治疗肺结节应扶助阳气以透邪。

董瑞主任医师根据多年临床经验，将肺结节分为四种证型：①肺脾气虚型，此证型治则为补肺健脾散结，方用玉屏风颗粒合四君子汤加减；②脾肾阳虚型，此证型治则为温肾健脾散结，方用阳和汤合化铁丸加减；③肝郁痰结型，此证型治则为疏肝化痰散结，方用柴胡疏肝散合涤痰汤加减；④痰瘀蕴肺型，此证型治则为化瘀通络散结，方用鳖甲煎丸合桂枝茯苓丸加减。

根据董瑞主任医师临床多年诊治肺结节经验，肺结节患者常常多种体质并存，证型以脾肾阳虚型和痰瘀蕴肺型为主。方随法出，药依方定，逐渐形成了董氏温阳化结方和董氏金甲散结方两个协定方。前方是由温阳补血、散寒通络的阳和汤，补肺通络的珠及散，疏肝理脾之四逆汤及具有温阳化饮功效的苓桂术甘汤化裁而成，后方是由活血化瘀、软坚散结的鳖甲煎丸，活血化瘀消癥的经典名方桂枝茯苓丸，化坚软坚散结的化铁丸加减组成。

第五章

董氏治疗肺积（肺结节）代表方剂

一、董氏温阳化结膏（散、丸、汤）

（一）方药概述

来源： 董瑞主任医师经验方。

组成： 熟地黄30g、麻黄6g、白芥子10g、炮姜6g、鹿角胶（烊化）6g、茯苓20g、桂枝10g、牡丹皮10g、赤芍10g、醋鳖甲（先煎）30g、肿节风20g、猫爪草30g、泽漆15g、穿破石20g、石见穿20g、鸡内金15g、威灵仙15g、连翘20g、浙贝母20g、甘草10g。

用法： 水煎服，每日1剂，分早、中、晚3次服用，连续治疗3个半月。

功效： 健脾益肾，疏肝解郁，温阳散结通络。

主治： 肺结节（肺积）脾肾阳虚，肝气郁滞，痰、瘀、毒互结证。

董瑞主任医师从事临床肺系疾病研治四十余年，诊治两万余例肺结节患者。其认为，肺结节发病属本虚标实，本为脾、肾、肺等诸阳气不足，标则为痰、瘀、毒病邪互结。以健脾益肾，疏肝解郁，温阳散结通络为治疗原则，依据临床经验总结出董氏温阳化结膏，对治疗肺结节有很好的疗效。

方中熟地黄、麻黄、白芥子、炮姜、鹿角胶、甘草为阳和汤加减组成，具有温阳补血，散寒通滞之功。方中重用熟地黄，滋补阴血，填精益髓；配以血肉有情之品鹿角胶，补肾助阳，益精养血。两者合用，温阳养血，以治其本，共为君药。少佐麻黄，宣通经络，与诸温药配合，可以开腠里，散寒结，引阳气由里达表，通行周身。肉桂改为桂枝，加强温通血脉、和营通滞的功效。甘草生用为使，解毒而调和诸药。综观全方，补血与温阳并用，化痰与通络相伍，益精气，扶阳气，化寒凝，通经络，温阳补血以治本，化痰通络以治标。用于治疗阳气不足之肺结节，取得很好的疗效。

茯苓味甘、淡，性平，归心、肺、脾、肾经。具有利水渗湿，健脾宁心的功效。《本草纲目》云："茯苓气味淡而渗，其性上行，生津液，开腠理，滋水源而下降，利小便。"故张洁古谓其属阳，浮而升，言其性也；东垣谓其为阳中之阴，降而下，言其功也。

牡丹皮、赤芍味苦，性微寒，归心、肝经。具有清热凉血，活血化瘀止痛的功效。《本草经疏》云："牡丹皮，其味苦而微辛，其气寒而无毒，辛以散结聚，苦寒除血热，入血分，凉血热之要药也。"《神农本草经》云："（芍药）主邪气腹痛，除血痹，破坚积，寒热疝瘕，止痛。"

鳖甲味咸，性微寒，归肝、肾经。具有滋阴潜阳，退热除蒸，软坚散结之功。《神农本草经》云："主心腹癥瘕坚积、寒热，去痞、息肉、阴蚀、痔（核）、恶肉。"

肿节风味苦、辛，性平，归心、肝经。具有清热解毒凉血，活血散结消斑，祛风除湿通络的功效。

猫爪草味甘、辛，性微温，归肝、肺经。具有解毒化痰散结之功。主治瘰疬、结核、咽炎、疔疮。

泽漆味辛、苦，性微寒，归肺、小肠、大肠经。具有行水消肿，化痰止咳，解毒杀虫的功效。

穿破石味淡、微苦，性凉，入心、肝二经。功能止咳化痰，祛风清热，利湿通络，活血通经，散瘀止痛，解毒消肿。主治风湿关节疼痛、黄疸、淋浊、跌打损伤、疔疮痈肿，并用于晚期消化道肿瘤、恶性葡萄胎、绒毛膜上皮癌、鼻咽癌、肺癌等。

石见穿味辛、苦，性微寒，归肝、脾经。功能活血化瘀镇痛，清热利湿解毒，化痰散结消肿，平喘。主治月经不调、带下、乳痈、湿热黄疸、热毒血痢、痰喘、瘰疬、疮肿、带状疱疹、跌打伤肿等。

鸡内金味甘，性平，归脾、胃、小肠、膀胱经。具有健胃消食，涩精止遗，通淋化石的功效。

威灵仙味辛、咸，性温，归膀胱经。有祛风湿，通经络的作用。《本草正义》云："（威灵仙）以走窜消克为能事，积湿停痰，血凝气滞，诸实宜之。"

连翘味苦，性凉，入心、肝、胆经。具有清热解毒，散结消肿的功效。主治温热病、丹毒、斑疹、痈疡肿毒、瘰疬、小便淋闭等。《本经》云："主寒热、鼠瘘、瘰疬、痈肿、恶疮、瘿瘤、结热、蛊毒。"

浙贝母味苦，性寒，归肺、心经。具有清热化痰止咳，解毒散结消痈之功。临床用于风热咳嗽、痰火咳嗽、肺痈、乳痈、瘰疬、疮毒等。

董氏温阳化结方各种组成药物的现代药理学研究概述如下。

1. **阳和汤**　具有抗肿瘤、强心利尿、保肝、利胆、抑菌的作用。董氏温阳化结膏是在阳和汤的基础上进行的药物加减。阳和汤可提高晚期癌症患者体内自然杀伤细胞、B淋巴细胞的表达，这不仅验证了阳和汤干预肿瘤炎症微环境的确切疗效，同时也证实阳和汤可通过改善肿瘤相关炎症状态，重塑肿瘤免疫微环境。现代药理学研究亦证实，阳和汤能强心利尿，增加冠脉血流量，扩张血管，抑制血小板聚集，增加白细胞，并有激素样作用，还可保肝利胆、抑菌，具有抗甲状腺功能亢进及调节性腺功能的作用。

2. **茯苓**　具有抑制肿瘤细胞生长、保肝、抗病毒的作用。据文献报道，从茯苓中提取的茯苓多糖具有抑制肉瘤和皮下肿瘤生长的作用，并且能增强环磷酰胺等化疗药物的效果。从茯苓中提取出的小分子化合物茯苓素，能使体内诱导的腹腔巨噬细胞在体外有抗肿瘤和抗病毒作用。另外，羟甲基茯苓多糖具有保肝作用，可降低血清谷丙转氨酶和谷草转氨酶水平，使肝脏再生度明显提高。

3. **牡丹皮、赤芍**　具有活血化瘀、保护神经细胞、护肝、调节免疫、抑制肿瘤细胞生长等作用。活血作用：牡丹皮、赤芍相须为用，能降低血小板聚集率，延长血浆凝血酶原时间。化瘀作用：赤芍和牡丹皮共同作用，能促进体外血栓和全血凝块的溶解。芍药苷还在保护神经细胞、护肝、降糖、舒张平滑肌、调节免疫、抑制肿瘤细胞生长等方面作用显著。

4. **鳖甲**　具有抗肿瘤、免疫调节功能。关于鳖甲多糖抗肿瘤免疫调节作用机制的研究显示，鳖甲多糖能明显抑制肿瘤的生长，提高T淋巴细胞的转化功能和巨噬细胞的吞噬功能。另外，鳖甲多糖可能通过增强特异性免疫功能和非特异性免疫功能而达到抗肿瘤作用。

5. **肿节风**　具有增强非特异性免疫功能的作用。肿节风的挥发油、浸膏可增强巨噬细胞的吞噬功能。此外，肿节风还具有抗菌、抗病毒作用。

6. **猫爪草**　具有提高机体免疫力、抗肿瘤的作用。猫爪草通过多糖激活巨噬细胞，发挥提升机体免疫力的作用。有研究显示，用猫爪草醇类提取物刺激骨髓来源巨噬细胞，可增强巨噬细胞吞噬功能。研究证实，不同剂量猫爪草总皂苷的抑瘤率可达13.8%~32.6%，其作用是增强机体非特异性免疫功能，间接地抑制肿瘤生长，可促进正常细胞生长，减慢肿瘤的生长速度。

7. **泽漆**　具有抗癌、止咳平喘的作用。从泽漆醇提物中分离得到槲皮素、金丝桃苷、没食子酸等成分，体外细胞实验结果显示，没食子酸与金丝桃苷浓度为

100 μg/ml 时，对小鼠肺腺癌细胞生长抑制率较高，分别达到为93.3%和90.3%。泽漆是一味疗效确切的化痰止咳药物，主要是通过化痰，使痰量减少，而达到止咳、平喘的目的。从泽漆中提取的多酚类化合物，可通过抑制白三烯D4诱导的反应而发挥抗变态反应和平喘的作用。

8.**穿破石**　具有保肝、镇痛抗炎作用。病理学检查结果显示，穿破石水提物对肝纤维化有显著改善作用，可使肝组织中丙二醛（MDA）的含量明显下降、超氧化物歧化酶（SOD）含量明显增加，对肝脏有明显保护作用，作用机制可能与其抗脂质过氧化有关。另外，穿破石对实验动物模型具有显著的镇痛抗炎作用。

9.**石见穿**　具有抗肿瘤、保肝的作用。石见穿提取物对肝脏肿瘤的生长具有抑制作用，作用机制可能是通过下调肿瘤组织中血管内皮生长因子（VEGF）的表达和微血管密度（MVD），从而阻断肿瘤血管生成。石见穿总酚酸对急性肝损伤具有一定的保护作用，可增强组织抗氧化能力，降低脂类过氧化，保护细胞膜，使之免受损伤。

10.**鸡内金**　具有降血糖、降血脂、促进胃肠运动的作用。鸡内金多糖（PECG）可显著降低糖尿病、高脂血症患者总胆固醇、甘油三酯以及低密度脂蛋白胆固醇水平和空腹血糖浓度，升高高密度脂蛋白胆固醇，提升胸腺指数和脾指数，增强淋巴细胞转化能力。鸡内金生品、清炒品、砂烫品、醋炒品和烘制品的混悬液及水煎液均可促进胃肠推进功能，其中水煎液的胃肠推进效果较好，且各炮制品中以砂烫品和烘制品对胃肠推进功能的改善效果更好。

11.**威灵仙**　具有抗炎镇痛、抗肿瘤的作用。有研究采用小鼠热板法、醋酸扭体实验及二甲苯致小鼠耳廓肿胀法观察威灵仙水提液的镇痛抗炎效果，发现威灵仙水提液可提高小鼠疼痛阈值，延长扭体潜伏时间，减少扭体次数，有明显的镇痛作用；此外，还能显著缓解耳廓肿胀程度，与阿司匹林（2%溶液）的抗炎程度相当。威灵仙多糖对多种肿瘤细胞具有明显的抑制增殖和促进细胞凋亡作用，且呈浓度相关。

12.**连翘**　具有抗肿瘤、免疫调节的作用。研究发现，连翘对癌细胞复制有抑制作用，从而利于癌细胞凋亡，达到抗肿瘤效果。另外，连翘酯A还能改善患者全身内毒素血症的相关情况，调节患者T淋巴细胞，达到显著免疫调节相关作用。

13.**浙贝母**　具有抗肿瘤、镇痛、止咳平喘的作用。有研究采用MTT法检测贝母素甲对人急性髓系白血病细胞KG-1a的增殖抑制作用，发现贝母素甲能够提高KG-1a细胞晚期凋亡及总凋亡率，可显著抑制KG-1a的增殖，促进KG-1a细胞凋亡。浙贝母能有效减少醋酸导致的小鼠扭体反应次数并可延长小鼠甩尾反应的潜伏期，抑制热痛刺激引发的甩尾反应，具有明显的镇痛功效。通过豚鼠整体动物引喘法发现，浙贝母可有效延长哮喘潜伏期，具有良好的止咳、祛痰和平喘作用。

（二）典型病例

姓名：钟某某　　性别：女　　年龄：45岁　　病历号：010835271

就诊日期：2023年3月19日

主诉： 气短、乏力3周。

现病史： 患者3周前无明显诱因出现气短、乏力，无咳嗽，无胸闷，嗳气，胃堵闷感，嗳气后气短明显，睡眠可，二便如常，期间未系统服药治疗，遂来我院就诊。

既往史： 甲状腺全切除术后；子宫肌瘤；乳腺结节。否认高血压、冠心病、糖尿病病史。否认药物食物过敏史。无吸烟、饮酒史。否认家族遗传病史。

月经史： 月经规律，周期正常。

体格检查： T：36.2℃；P：75次/分；R：18次/分；BP：115/70mmHg。

患者神志清，精神可，舌红，苔薄黄，脉沉涩。双侧胸廓对称，无畸形，叩诊呈清音，听诊双肺呼吸音清，心前区无隆起，心率75次/分，律齐，无杂音。

辅助检查： 2022年3月9日于北京协和医院查胸部CT示：右肺中叶微小结节（IM31、41），大者呈磨玻璃密度，直径约5.6mm，建议随诊；双腋下、纵隔小淋巴结；双侧胸膜局限性增厚。

中医诊断： 肺积（肺气亏虚，脾肾阳虚，痰瘀互结证）。

西医诊断： 肺结节；子宫肌瘤；乳腺结节。

处理意见：

1.处方：熟地黄30g、麻黄6g、白芥子10g、炮姜6g、鹿角胶（烊化）6g、茯苓20g、桂枝10g、牡丹皮10g、赤芍10g、醋鳖甲（先煎）15g、肿节风20g、猫爪草30g、泽漆15g、穿破石20g、石见穿20g、鸡内金15g、威灵仙15g、连翘20g、浙贝母20g、甘草10g。

7剂，水煎服，日3次，口服。

2.病情变化随诊。

患者治疗期间随症调药，共服药3个半月，上述症状均消失，无其他不适。停药后于北京康益德中西医结合肺科医院复查胸部CT示：右肺中叶见一类圆形磨玻璃结节影（IM70），边界清楚，最大直径约2mm。较治疗前结节明显缩小，缩小直径约3.6mm，肺结节消退1个。

二、董氏金甲散结膏（散、丸、汤）

（一）方药概述

来源： 董瑞主任医师经验方。

组成： 炒王不留行15g、夏枯草20g、炒紫苏子20g、牡蛎（先煎）30g、醋鳖甲（先煎）15g、肿节风20g、醋三棱9g、醋莪术9g、猫爪草30g、乌梅15g、炒僵蚕15g、茯苓15g、桂枝10g、麸炒白术10g、党参15g、甘草10g、皂角刺10g、麸炒冬瓜子15g。

用法： 水煎服，每日1剂，分早、中、晚3次服用，连续治疗3个半月。

功效： 补肺益气，健脾温肾，化痰散结，温阳祛毒，活血化瘀。

主治： 肺结节属肺气不足，脾肾阳虚，痰、瘀、毒互结者。

董瑞主任医师从事临床肺系疾病研治四十余年，诊治两万余例肺结节患者。其认为，肺结节发病属本虚标实，本为脾、肾、肺等诸阳气不足，标则为痰、瘀、毒病邪互结。指出虚、痰、瘀、毒四大致病因素导致了肺积的发生。以补肺益气，健脾温肾，化痰祛毒，活血化瘀为治疗原则，依据临床经验总结出董氏金甲散结膏，对治疗肺结节有很好的疗效。

方中王不留行始载于《神农本草经》，列为上品。因其性走而不守，故得名"王不留行"。其味苦，性平，归肝、胃经。具有活血通经，下乳消痈，利尿通淋之功。明代《滇南本草》载："（王不留行）治妇人乳汁不通，乳痈、乳结红肿，消诸疮肿毒。

夏枯草味辛、苦，性寒，归肝、胆经。具有清肝泻火，明目，散结消肿的功效。《重庆堂随笔》云："夏枯草，微辛而甘，故散结之中，兼有和阳养阴之功，失血后不寐者服之即寐，其性可见矣。陈久者尤甘，入药为胜。"

紫苏子味辛，性温，归肺、大肠经。具有降气消痰，止咳平喘，润肠通便之功。《日华子本草》云："主调中，益五脏，下气，止霍乱、呕吐、反胃，补虚劳，肥健人，利大小便，破癥结，消五膈，止咳，润心肺，消痰气。"

牡蛎味咸，性微寒，入肝、胆、肾经。具有软坚散结，平肝潜阳，收敛固涩之效。擅于治疗瘰疬痰核，消瘕痞块。《本草纲目》云："化痰软坚，清热除湿，止心脾气痛，痢下，赤白浊，消疝瘕积块，瘿疾结核。"

鳖甲味咸，性微寒，归肝、肾经。具有滋阴潜阳，退热除蒸，软坚散结之功。《本经》云："主心腹癥瘕坚积、寒热，去痞、息肉、阴蚀、痔（核）、恶肉。"

肿节风味苦、辛，性平，归心、肝经。具有清热解毒凉血，活血散结消斑，祛风除湿通络之效。

三棱、莪术苦、辛，归肝、脾经。既入血分，又入气分，功能破血散瘀，消癥化积，行气止痛。

猫爪草味甘、辛，性温，归肝、肺经。具有解毒消肿，化痰散结之功。主治瘰疬、结核、咽炎、疔疮。

乌梅味酸、涩，性平，归肝、脾、肺、大肠经。具有敛肺，涩肠，生津，安蛔之效。乌梅味酸，禀受少阳生气，得木之全气，具有升发敷布阳气之性，能助阳气升发。僵蚕味咸、辛，性平，归肝、肺、胃经。具有息风止痉，祛风止痛，化痰散结消肿之功。乌梅–僵蚕药对出自宋代医家严用和《严氏济生方》中的乌梅丸，临床上被广泛用于治疗多部位的息肉性疾病。朱丹溪提出："自气成积，自积成痰，痰挟瘀血，遂成窠囊。"中医论治肺结节也往往从痰、瘀等角度入手，治疗以调理肺脾、化痰散瘀为主。乌梅、僵蚕均为肝经之药，主疏泄，利于气机畅达、血和津布。

茯苓、桂枝、白术、甘草为《伤寒论》苓桂术甘汤，具有温阳化饮健脾之功。其中茯苓、白术甘、淡，健脾利水而除湿；桂枝辛、温，通阳化气，温复阳气，阳气复则气行，气行则津行，津行则水去痰化；甘草甘、平，平补脾胃，调和诸药。四药合用，温化水饮，健脾利湿，以治饮成之本。

皂角刺味辛，性温，归肝、胃经。具有消肿托毒，排脓，杀虫之功。

冬瓜子味甘，性凉。具有润肺，化痰，消痈，利水之功。主治痰热咳嗽，肺痈，肠痈，水肿，痔疮。

董氏金甲散结方各种组成药物的现代药理学研究概述如下。

1. 王不留行 具有抗肿瘤、抗炎、镇痛作用。研究发现，王不留行提取物能明显抑制内皮细胞增殖、迁移及黏附，一定程度上抑制血管的生成，达到控制肿瘤的目的。研究比较了王不留行不同炮制品的抗炎作用，结果发现，其抗炎作用可能与抑制血清中 MDA、TNF-α 和 NO 的产生有关，炒王不留行乙酸乙酯部位的抗炎活性和正丁醇部位的镇痛活性都是最强的，且远远大于生王不留行。

2. 夏枯草 具有增强免疫功能、抗肿瘤的作用。研究复方白毛夏枯草给药前后小鼠免疫能力的变化，发现小鼠腹腔巨噬细胞数量增加，吞噬能力增强，血清中免疫球蛋白 G 含量升高，免疫应答功能增强。夏枯草有明显的抗肿瘤活性，通过观察夏枯草醇提物对人脐静脉内皮细胞增殖、迁移、血管形成等的影响，发现其有显著抑制肿瘤血管新生的作用。

3.牡蛎 具有调节免疫的作用。研究发现，牡蛎肽可改善免疫器官结构紊乱，恢复T淋巴细胞比例失调及细胞因子紊乱，升高骨髓有核细胞数及骨髓DNA含量，从而增强机体免疫功能。

4.三棱、莪术 具有抗肿瘤、抗血栓的作用。三棱-莪术药对形成的新化合物具有良好的抗癌活性，其中检测出的8个线性二芳基庚烷类化合物可明显抑制肿瘤细胞的增殖，抑制其集落形成。二者相须配伍，具有抗血栓、改善血液流变学、升高白细胞、抗肿瘤、抗纤维化、提高免疫力等作用。

5.乌梅、僵蚕 具有提高免疫力与营养神经的作用。白僵蚕多糖可从多方面增强体液免疫和细胞免疫，能促进机体免疫功能的恢复。另外，分离纯化得到的磷脂与鞘脂类化合物可能通过刺激神经生长因子（NGF）合成来发挥神经营养性效应。

6.皂角刺 具有抑制肿瘤生长和提高免疫力的作用。从皂角刺中分离的皂苷、黄酮、香豆素类化合物可通过促使癌细胞凋亡的方式发挥其细胞毒性。皂角刺皂苷可产生干扰素和白细胞介素等细胞因子，增强其免疫刺激特性，可作为免疫佐剂。

7.冬瓜子 具有抗纤维化、镇痛的作用。冬瓜子能促进黏液分泌，因此有除痰的效果，并且能预防胃炎。利用淡渗利湿法治疗肺纤维化这一思路，发现了冬瓜子提取物能有效缓解肺纤维化进程。另外，冬瓜子甲醇提取物能显著抑制因刺激引起的肿胀，具有较强镇痛活性。

（二）典型病例

姓名：赫某某　　**性别：**女　　　**年龄：**55岁　　**病历号：**011024646
就诊日期：2022年7月23日
主诉：体检发现肺结节1年余。
现病史：患者1年前因体检查胸部CT发现肺部结节（具体不详），未予重视。2022年7月18日于北京中医医院怀柔医院复查胸部CT示：右肺上叶（IM56）见单发磨玻璃结节影，大小约4mm×4mm；右肺上叶（IM47）见单发部分实性结节影，大小约11mm×6mm，可见分叶征象；左肺上叶（IM67）、右肺上叶（IM85）、右肺下叶（IM257）、左肺斜裂（IM261）、右肺斜裂（IM231）见多发实性结节影，较大者大小约8mm×5mm，位于左肺斜裂。遂来我院就诊。
既往史：否认高血压、冠心病、糖尿病病史。否认药物、食物过敏史。无吸烟、饮酒史。否认家族遗传病史。

体格检查： T：36.5℃；P：70次/分；R：17次/分；BP：120/80mmHg。双侧胸廓对称，无畸形，叩诊呈清音，听诊双肺呼吸音清，心前区无隆起，心率70次/分，律齐，无杂音。

患者神志清，精神可，无咳嗽，无胸闷、气短，无发热，纳可，夜寐可，二便调。舌暗淡，苔薄白，脉沉涩。

中医诊断： 肺积（寒饮伏肺，脾肾阳虚，痰瘀互结证）。

西医诊断： 肺结节。

处理意见：

1.处方：炒王不留行15g、夏枯草20g、炒紫苏子20g、牡蛎（先煎）30g、醋鳖甲（先煎）15g、肿节风20g、醋三棱9g、醋莪术9g、猫爪草30g、乌梅15g、炒僵蚕15g、茯苓15g、桂枝10g、麸炒白术10g、党参15g、甘草10g、皂角刺10g、麸炒冬瓜子15g。

7剂，水煎服，日3次，口服。

2.病情变化随诊。

患者治疗期间随症调药，共服药3个半月，无其他不适。停药后复查胸部CT示：右肺尖（IM13、IM21）及左、右肺斜裂旁（IM60、IM54）可见多发小实性结节状病灶，最大者约7mm。结节较治疗前明显缩小，最大的结节直径缩小约4mm，且肺结节消退3个。

第六章

中西医结合防治肺结节医海拾贝

近几年，随着人们健康意识增强和高分辨率胸部CT的普及，以及新冠疫情的影响，肺结节检出率迅速攀升。很多人检查出肺结节后心情焦虑，四处求助，"肺结节等同肺癌吗？""中医能治肺结节吗？"成为大家普遍关注的问题。近三年，董瑞主任医师的门诊中肺结节比例占到近五成。应各界人士邀请，现呈现关于肺结节的一些科普宣讲。为此，我们将2011年以来董瑞主任医师亲自接诊的两万余例肺结节病例进行了系统的综合分析，从肺结节定义、肺结节性质、肺结节形态、肺结节发生位置、肺结节合并其他脏器结节、肺结节预后、肺结节中医辨证施治、肺结节与体质、肺结节药膳食疗等多个方面总结为"中西医结合防治肺结节医海拾贝"一章，供大家参考。

一、中西医结合防治肺结节概述

西医学将肺内直径小于30mm，呈类圆形或者不规则形的实性、部分实性、纯磨玻璃性病灶称为肺结节，呈孤立性或多发性。直径小于5mm的称为肺微小结节，5~10mm的为肺小结节，30mm以上的则为肿块。肺结节在权威的《实用内科学》的所有版本中都未见到以独立病名出现（肺结节病属于弥漫性肺病），中医学历代文献亦未提及肺结节病名。董瑞主任医师认为，肺结节应属随现代高分辨率CT而诞生的影像学诊断，在西医诊断上需与肺结节病、肺结核、肺癌、肺部感染等疾病进行鉴别，中医学则归属于肺积、积聚等范畴。

董瑞主任医师从2011年起带领团队专业从事肺结节与肺癌、肺结节病及合并甲状腺结节、乳腺结节、胃肠息肉、肝结节、结石、子宫肌瘤等结节性疾病的中西医结合临床与科研工作，对两万余例肺结节病例从年龄、民族、性别、居住环境、饮食习惯、职业、烟酒嗜好、家族史、体质、用药史及肺结节大小、形态、性质、数量、发生部位等方面进行大样本综合分析，总结出肺结节早期筛查诊断，肺微小结节、肺小结节中医辨证施治，手术切除及术后体质调理等四个重要环节链，完成了康益德肺结节全周期管理方案。

二、康益德医院中西医结合防治肺结节临床科研概况

2011年康益德医院以建设"名科、名医、名药、名方、名术"为指导思想确立了"肺结节与肺癌"重点专科，组建了以董瑞主任医师为核心的肺结节与肺癌专业团队，购进128层西门子高分辨率CT（1mm），增加了肺结节诊断软件系统，使肺结节诊断水平与国际接轨。中西医深度融合，从研究肺结节病名归属、证候与体质、病因病机入手，先后将汉代医圣张仲景之鳖甲煎丸、射干麻黄汤、苓桂术甘汤、桂枝茯苓丸及后世阳和汤、化铁丸等近百个防治肺积、积聚、癥瘕名方应用到防治肺结节及甲状腺结节、乳腺结节、胃肠息肉、子宫肌瘤、淋巴结肿大等疾病领域。同时深入挖掘民间中医药与民族医药，筛选了猫爪草与穿破石、王不留行与白英、珠子参与威灵仙及蛇类等近二十对软坚散结药及有关单方、验方。二十余年来，在诊治两万余例肺结节及合并诸脏器结节的基础上，依据《黄帝内经》确定了肺结节以肺、脾、肾阳虚，肝气郁结为本，痰、瘀、毒损伤肺络为标之病机学说，确立了肺结节体质与情志学说，依据药物的四气五味、升降浮沉及君臣佐使理论确定了"董氏温阳化结膏（汤）"与"董氏金甲散结丸（汤）"两个自拟方，启动了康益德"董氏温阳化结膏防治肺结节1000例综合分析"与"董氏金甲散结丸防治肺结节1000例临床疗效观察"两个院内重点临床科研课题，得到了中国中医科学院文献研究所及国医大师晁恩祥教授，已故康益德名誉院长、呼吸界泰斗于润江教授等行业内中西医大家的鼎力支持。董瑞主任医师团队提炼形成了肺结节董氏金甲散结丸+董氏平吉茶+董氏桃白羹+艾灸+膻中穴埋针+通络操"六位一体综合疗法。

三、肺结节的大小、密度、形态、数量与发生的部位

西医学把肺内直径小于或等于30mm的高密度呈类圆形或不规则形的病灶定义为肺结节，直径小于5mm者称为肺微小结节，直径在5~10mm的为肺小结节。肺结节根据密度分为三类：纯磨玻璃结节（密度均匀、无实性成分、呈玻璃样、云雾状透明、能够看到掩盖的血管和气管等组织）、混杂性结节（纯磨玻璃与实性混合影）、实性结节（结节密度比较高、看不到原来肺组织的影像）。肺结节形态包括以下几种：肺结节呈类圆形、外缘清楚，肺结节边缘呈毛刺状，肺结节呈分叶状，肺结节

有空泡，肺结节有血管束，肺结节有支气管充气征及胸膜牵拉；肺结节根据数量分为孤立性肺结节与多发性肺结节。肺结节发生部位：围绕这个问题，董瑞主任医师带领团队对两万余例肺结节进行综合分析发现，肺结节生长位置，左肺上叶比左肺下叶多，右肺上叶比右肺中、下叶多，右肺上叶比左肺上叶多，右肺上叶钙化灶结节比其他部位都多见。肺结节数量、大小、形态、密度等对肺结节良性与恶性的诊断非常关键。

四、如何判断肺结节的良恶性

关于如何判定肺结节是良性还是恶性，董瑞主任医师团队通过对两万余例肺结节大小、密度、形态、部位等动态变化分析发现：一般5mm以下的肺微小结节，无论是纯磨玻璃影、混合性影还是实性影，恶性概率都极低，此期一定注意观察全身病灶及肺门淋巴结肿大等情况，并关注家族史。5~10mm的肺小结节，在随访中有如下变化时，多考虑为恶性：①直径增大，倍增时间符合肿瘤生长规律（不同恶性结节倍增周期变异度差别较大，实性肺结节倍增周期20~400天，亚实性结节倍增时间400~800天或更长时间）；②病灶稳定或增大，并出现实性成分；③病灶缩小，但出现实性成分或其中实性成分增加；④血管生成符合恶性肺结节规律；⑤出现分叶、毛刺和（或）胸膜凹陷征。对10~30mm的实性与亚实性肺结节，应专业评估手术可能性，定期跟踪观察。总之，肺结节良性与恶性的甄别应到专业医院进行专业CT检查，由专业医生做出诊断。

五、西医学对肺结节病因的认识

西医目前认为肺结节的发生与以下几个方面关系密切：感染因素：如细菌、病毒、支原体等肺部感染，以及真菌感染；环境因素：大量长期吸烟、室内污染、油烟、工业毒气、空气中雾霾颗粒吸入、高危职业暴露（如粉尘、石棉等）；疾病史：慢阻肺、结核病、肺纤维化、良性自身免疫性疾病（如肉芽肿血管炎、类风湿结节等）及家族肺癌史；良性肿瘤：如纤维瘤、脂肪瘤、错构瘤等；恶性肿瘤：原发性肺癌（肺腺癌、小细胞肺癌）及转移性恶性肿瘤（如乳腺癌、直肠癌、黑色素瘤、头颈部恶性肿瘤等）。鉴于早期肺癌患者平均年龄在50岁左右，因此建议将肺癌筛查范围定为40岁，且具有下述任一危险因素者：①吸烟指数≥400年支（或20包/年）；②环境或高危职业暴露史（如石棉、铍、铀、氡等接触者）；③合并慢阻肺、弥漫性肺纤维化或曾患肺结核者；④曾患恶性肿瘤或有肺癌家族史者，尤其是一级亲属家族史。

六、肺结节中医病名归属范畴

肺结节依据影像学诊断，从西医学角度包含多种疾病，从中医学角度未见历代文献记载。董瑞主任医师从事肺结节及肺结节合并甲状腺结节、乳腺结节、胃肠息肉、子宫肌瘤等多脏器结节临床、科研工作十余载，认为肺结节应归属于中医学"肺积"与"积聚"范畴。

"肺积"一名最早见于《难经·五十四难》："肺之积，名曰息贲。""积聚"最早见于东汉张仲景《金匮要略·五脏风寒积聚病脉证并治》："积者，脏病也，终不移；聚者，腑病也，发作有时，展转痛移。医圣张仲景奠定了"积聚"诊断、病因病机及理法方药的基础，符合现代医学对肺结节的认知。董瑞主任医师十余年前研究肺结节防治就是以张仲景《金匮要略》"诸积大法，脉来细而附骨者，乃积也"之立论作为理论基础，以脉定阴阳，打开了肺结节防治思路，从张仲景第一大方"鳖甲煎丸"入手临床，经万余例临证而诞生了"董氏温阳化结膏（汤）""董氏金甲散结丸（汤）"两个防治肺结节及合并诸脏器结节的院内方剂。近几年，随着肺结节诊出率的攀升，本病引起了中西医界同仁的广泛关注。董瑞主任医师认为，从肺结节"病名"开始进行中西医深度融合，早期行肺结节筛查诊断、肺结节恶化标准手术、动态观察肺结节进展可发挥西医绝对优势；肺微小结节、肺小结节的中医辨证施治、术后体质调理防复发是中医特色。面对病因错综复杂的肺结节，中西医深度融合才能探索出一套肺结节全周期管理方案。

七、肺结节与肺结节病

肺结节是影像学检查发现的肺内直径小于或等于30mm的类圆形或不规则形的实性或亚实性病灶，呈孤立或多发性存在。而临床有一独立弥漫性肺间质病之"肺结节病"，与肺结节须明确鉴别诊断。

肺结节病是原因不明的多系统器官的肉芽肿性疾病，影像学特点是两肺野出现弥漫性粟粒状结节影，一般在1~5mm，伴有网状纤维索条状阴影，及肺门淋巴结肿大等。肺结节病的发病率很低，可侵犯全身淋巴结及肺、眼、肝、骨等组织，可形成弥漫性肺间质纤维化，西医普遍使用糖皮质激素控制，中医则从肺痿论治。

八、望闻问切辨肺结节之阴阳

《黄帝内经》是中医学鼻祖之书之一，奠定了中医药核心理论思想，而阴阳又是轴心。"阴阳者，天地之道也，万物之纲纪，变化之父母，生杀之本始。"中医学认为，疾病是阴阳失衡，治病是调整阴阳平衡，病愈是阴平阳秘，病亡是阴阳离决。肺结节归属于中医学肺积、积聚范畴，中医辨证施治肺结节是以阴阳为总纲，通过望闻问切辨病、辨体质、辨证候，确立理法方药。望诊：面部反映了人体气血之盛衰，肺结节患者常有面色暗黄、愁眉苦脸、少精气神之态，舌象多见胖大、边有齿痕、边有瘀之状。问诊：肺结节患者常有怕冷、四肢不温、少气、疲惫、闷闷不乐等症状，及询问二便、睡眠，以及是否有口干、痞满等以甄别阴阳之证候。切诊：切脉是中医之灵魂，晋代医学家干叔和所著《脉经》是现存最早的脉学专著，详述三部九候与二十四种脉象。王叔和对中医学的另一个伟大贡献是整理了医圣张仲景的《伤寒杂病论》，"脉来细而附骨者，乃积也"，医圣张仲景开辟了以脉定阴阳、辨积证之学说，亦是王叔和传承整理之精髓之一。四诊合参，遵循中医药思维逻辑，确立肺结节病之阴阳、证之阴阳、体质之阴阳、治法之阴阳、方药之阴阳、术之阴阳、药膳食疗之阴阳，汗、吐、下、和、温、清、消、补八法不离阴阳之道，从根本上达到调理肺结节患者机体阴阳平衡之目的，才是中医辨证施治肺结节之大道。

九、肺结节与肺癌

肺结节是指肺内直径小于或等于30mm的实性或亚实性病灶，董瑞主任医师通过两万余例肺结节临床综合分析，并进行肺结节全周期五年跟踪管理，发现肺结节的恶化率在15%左右，肺结节演变成肺癌是避不开的话题。肺癌是原发性支气管肺癌的简称，按病理学诊断分为鳞癌、腺癌、大细胞癌与小细胞癌四类，是支气管上皮细胞或肺泡上皮细胞发生的恶性肿瘤。鳞癌：多为中央型，中央型肿瘤形成腔内息肉样肿块或侵袭支气管壁周围组织，特点明确。腺癌：常为周围型肺结节或肺实性肿块。目前，肺腺癌国际分类包括：原位腺癌：局限性，肿瘤细胞沿肺泡壁呈鳞状生长，无间质、血管和胸膜浸润，直径小于或等于30mm；微浸润腺癌：为孤立性，以鳞状生长方式为特点，直径小于或等于5mm；浸润性腺癌建议进行详细组织学诊断。前两者手术成活率几乎达100%。肺结节转为肺癌大多数为原位腺癌和微浸润性腺癌。所以，即使肺结节恶化为肺癌，亦不必惊慌失措。小细胞肺癌常局限性发生于大支气管，与大细胞癌一样很少见于肺结节恶化演变。

十、中医学对肺结节病因病机的认识

中医病因病机阐述了疾病的起因及发生、发展和转化规律。病因包括三个方面：内因：内伤七情，分喜、怒、忧、思、悲、恐、惊；外因：风、寒、暑、湿、燥、火，"六淫"之邪及戾气；不内外因：饮食、劳倦，及痰、瘀、毒等病理产物。病机：《黄帝内经》明确阐述"诸风掉眩，皆属于肝；诸气膹郁，皆属于肺；诸湿肿满，皆属于脾"等病机十九条，确立病机的基础是阴阳失调，病机分析应以阴阳为核心。肺结节病因病机应遵循中医学病因病机规律去探索。董瑞主任医师认为，肺结节病因病机主要包括：阴阳失调，阳不化气、阴成形，脾、肾阳气不足导致痰、瘀、毒等病理产物的生成与凝聚，肺气虚，宣发肃降功能失调；七情所伤，气机不畅，以肝气郁滞，忧思伤肺为特点；雾霾、吸烟等外毒吸入。肺结节的形成是阳虚，气虚，痰、瘀、毒，气郁体质结合而导致。病机特点：以肺、脾、肾阳虚为本，痰、瘀、毒损伤肺络贯穿发病全过程，以肺络脉受损为节点。中医思维核心：方随法出，法随证立，证遵机理，方证药合一。肺结节的病因病机是确立证候、治疗大法，确立方、药、术的关键。董瑞主任医师认为，应以阴阳为核心探讨肺结节与诸脏器结节的发生、发展与转化，才能真正发挥中医药防治肺结节之疗效。

十一、肺结节的证候分型

证候是指通过"望闻问切"四诊确立疾病某一阶段或某一层面的病因、病位、病机等，是证型基础分类；中医病名是"大"的概念，如肺积、积聚、肺胀、中风、痹病等，证候是辨证施治独立单元；同一疾病有不同证候，不同的疾病可出现同一证候，所以有同病异治、异病同治。肺结节可归属为肺积、积聚范畴，董瑞主任医师认为其证候分类可分为阴证候与阳证候两类，阴证候以诸脏器阳气虚为主（脾阳虚、肾阳虚、脾肾阳虚、肺气虚、脾气虚等），次为痰、瘀、毒损伤肺络；阳证候为阴虚、湿热之证候。董瑞主任医师对两万余例肺结节通过"望闻问切"结合影像学临床综合分析发现：阴证候肺结节占七成以上，其中单纯肺结节占30%，合并甲状腺结节、乳腺结节、胃肠息肉、子宫肌瘤等占70%；阳证候肺结节仅占约10%。阴证候肺结节以诸阳虚为本，节点在于太阴脾湿、少阴肾寒、厥阴肝凝，因而"阳不化气、阴成形"含义深刻。在探索肺结节证候方面，确立阴阳证候是关键，是中医辨证施治肺结节的基础。

十二、肺结节与体质

体质源于《黄帝内经》，见于《灵枢·通天》及《灵枢·阴阳二十五人》等篇。医圣张仲景在《伤寒杂病论》中最早提出辨病、体质、证候相兼之思想，后历代医家均有论述。当代国医大师王琦院士1995年出版《中医体质学说》，提出阳虚质、气虚质、痰湿质、血瘀质、阴虚质、湿热质、气郁质、特禀质与平和质九种体质，形成现代的中医体质学说。中医体质学说是研究体质的类型与疾病、证候及健康的关系，从改善体质入手，改变疾病发生的环境、切断传变途径，完全符合中医学"未病先防，已病防变，病愈防复"之思想。董瑞主任医师十余年前开始确立肺结节辨病、辨证候、辨体质三结合原则，经两万余例临床发现肺结节包括甲状腺结节、乳腺结节、胃肠息肉、子宫肌瘤及多种肿瘤的发病、转化与体质密切相关；提出了阴证候肺结节体质（阳虚质、气虚质、血瘀质、痰湿质与特禀质）和阳证候肺结节体质（阴虚质、湿热质、气郁质）。董氏温阳化结膏防治肺结节1000例临床分析发现，肺结节与其他脏器结节并发，各种体质不同时期相互混杂，但万变不离阴阳，以"三阴三阳"为基础，遵循"寒者热之，热者寒之"之原则，采用董氏温阳化结膏为主，辅助艾灸、埋针、冬病夏治、药膳食疗及情绪疏导等方法，发现肺结节体质均有不同程度改变，而且越接近平和体质，肺结节缩小、控制效果越明显，反之肺结节恶化，体质的改变不明显，且有阳虚质与气郁质合并加重之案例。因此，肺结节的体质调整值得我们深入研究探讨。

十三、肺结节与阳虚体质

阳虚体质的实质病机体现在脾、肾、心三脏的阳气不足，临床以阳虚生内寒，阳虚生痰瘀，阳不化气、阴成形为病机特点。病因：多由长期患各种慢性病、大病、重病及手术等消耗了人体之阳气，先天禀赋不足，家族遗传因素，外感寒湿之邪，七情忧思过度及房事不节等诸因素。临床主要表现：畏寒，四肢不温，疲乏倦怠，进食油腻之品便腹泻，小便频数，食欲不振，面色少华，舌淡胖嫩，边有齿痕，脉沉细。董瑞主任医师团队从"中西医结合防治肺结节1000例临床综合分析"发现，肺结节归属为阳虚体质者占70%以上，阳虚症状不典型者居半数。董瑞主任医师的经验是，只要肺结节无"阳证候"典型表现，则以脉舌合参定肺结节阴证候体质（舌淡胖嫩，边有齿痕，脉沉细、附于骨）。大量数据还表明，肺结节合并甲状腺结节、乳腺结节、胃肠息肉、子宫肌瘤等诸脏器结节者70%为阳虚体质，同时多合并气虚质、痰湿质、血瘀质及气郁质。肺结节阳虚体质的调理关键节点在先天之本肾与后天之本脾，肾在于精化气，脾在于化水谷为精气。临床实践表明，以"董氏温阳化结膏"、康益"仙芪扶阳固本丸"健脾益肾为主，辅助艾灸、膻中穴埋针、冬病夏治、药膳食疗等方法调理肺结节阳虚体质行之有效，最好是在夏季之三伏天与冬季之三九天调理，往往达到事半功倍之效。

十四、如何面对发病率剧增的肺结节

近年来，肺结节检出率呈剧增状态，仅北京康益德中西医结合肺科医院CT室，2021年5000例胸部CT报告，检出肺结节近1000例之多，达到20%左右的比例。肺结节已成为医学界及社会各界普遍关注的问题。北京康益德中西医结合肺科医院是拥有349张床位的二级甲等中西医结合肺科医院，设有肺纤维化与尘肺病、肺结节与肺癌、哮喘与慢阻肺6个重点专科，对于肺结节的防治起步于2011年，临床积累了两万余病例，院内立项"中西医结合防治肺结节1000例临床综合分析""中医膏方防治肺结节体质260例疗效观察""百天、百付汤药100例肺结节疗效观察""董氏温阳化结汤120例肺结节疗效分析""董氏金甲散结汤120例肺结节疗效分析"等5个科研课题。由首都名中医董瑞主任医师、硕士生董莹首席医师带领的肺结节中西医结合防治团队，确立了肺结节中医病名归属、肺结节病因病机、肺结节证候分型，以及肺结节体质学说、肺结节情志学说；确立了肺结节温阳化结、宣肺散结、疏肝理气散结、软坚散结及通络散结之大法，创制"董氏温阳化结膏（汤）"与"董氏金甲散结丸（汤）"两个肺结节专业方剂，确立了肺结节早期筛查、肺微小结节与肺小结节中医辨证施治、肺结节术后中医调理全周期管理方案；确立了肺结节"董氏金甲散结膏+董氏平吉茶+董氏桃白羹+艾灸+膻中穴埋针+通络操"六位一体综合疗法。探索出了一条中西医结合防治肺结节之路。

十五、中医肺络病学与肺结节

首都名中医董瑞团队创建了北京康益德中西医结合肺科医院中医肺络病专科，创立了中医肺络病学说，将肺纤维化与尘肺病、肺结节与肺癌、哮喘与慢阻肺归属于肺络病学范畴，确立了中医肺络病之病因病机、辨证分型及"理法方药"。在肺结节与肺癌防治方面提出脾、肾、肺阳虚，痰、瘀、毒损伤肺络病因病机学说，提出肺结节阳虚、气虚、痰湿、血瘀、气郁体质学说以及"忧、思、悲"伤肺之肺结节情志学说，总结出了温阳化结、宣肺散结、疏肝散结、软坚散结之治疗法则，突出"化结"法，创立了"董氏温阳化结膏（汤）"，突出"散结"法，创立了"董氏金甲散结丸（汤）"两个肺结节院内方剂，创立了"汤剂＋膏滋方＋膻中穴埋针＋艾灸＋药膳食疗＋情绪疏导"之中西医深度融合防治肺结节综合方案，形成了肺结节"西医早期筛查＋中医辨证施治＋恶化外科手术＋术后中医调理"之康益肺结节全周期管理方案。

十六、肺结节与肺结核

肺结节是指肺内直径小于或等于30mm的肺内实性或亚实性类圆形病灶，呈孤立或多发性。肺结核是结核分枝杆菌引起的慢性传染性疾病，占全部结核的80%~90%，常见类型有原发性肺结核、血行播散型肺结核、继发性肺结核、气管与支气管结核及结核性胸膜炎等，肺结核的发病符合传染病流行病学特点。在我国，各地方都设有专业的结核病防治机构，从婴幼儿疫苗接种、肺结核早期筛查、实验室诊断到抗结核化学治疗等形成了全周期管理方案。肺结节与肺结核，是两个完全不同的疾病，前者是依据影像学的诊断，可包括多种疾病，后者是一独立慢性传染性疾病。

值得提出的是，肺结核在影像学上需要与肺结节认真鉴别：原发性肺结核是条索状或团状高密度影，多数伴肺门淋巴结肿大；继发性肺结核呈斑点或斑片状，甚至表现为钙化灶；血行播散型肺结核呈双肺弥漫性分布粟粒状阴影，直径10~30mm，大小均匀、分布均匀、密度均匀。另外，董瑞主任医师认为，肺结核的钙化灶不应归属为肺结节范畴，是肺部感染后的瘢痕改变，无临床治疗意义，且罕见恶化病例，但观察肺结核复发有临床价值。因此董瑞主任医师认为，在诊断肺结节时首先应排除肺结核与肺结节病这两个与肺结节密切相关的独立性疾病，提倡肺结节的防治应首先到肺部专科，找专业的医生提供帮助。

十七、肺结节与甲状腺结节

甲状腺属于内分泌器官，位于颈前部，由左右两叶、峡部及锥状叶组成，可随喉上下移动。甲状腺分泌甲状腺激素，能够调节人体多种稳态功能。甲状腺常见疾病有甲状腺结节、甲状腺功能亢进、甲状腺功能减退、甲状腺炎、甲状腺肿瘤等。甲状腺结节是指正常甲状腺组织出现的局限性肿块，是最常见的甲状腺疾病之一，分为良性结节与恶性结节。良性甲状腺结节包括单纯性甲状腺肿伴结节、甲状腺炎结节（亚急性甲状腺炎、慢性淋巴性甲状腺炎、侵袭性纤维性甲状腺炎）、甲状腺腺瘤、甲状腺囊肿；恶性甲状腺结节包括甲状腺腺癌（乳头状癌、滤泡性癌）、未分化癌、甲状腺滤泡旁细胞癌、甲状腺淋巴瘤。董瑞主任医师认为，甲状腺结节在临床诊断方面必须由内分泌科专业医生做出良性、恶性及是否合并其他相关疾病的鉴别诊断。

肺结节与甲状腺结节看起来是不相关联的两个疾病，而关于两者之间的内在联系，引起了很多中医界同仁的关注。董瑞主任医师从中西医结合防治肺结节1000例综合分析中发现，肺结节确诊者有20%左右伴有不同程度的甲状腺结节，以实性肺结节与混合性肺结节合并甲状腺结节居多，在体质上多为阳虚、痰湿、血瘀、气郁质合并体质，治疗上经过温阳散结、疏肝理气散结辨证施治调理，对肺结节与甲状腺结节的控制往往有同步的效果，阳虚体质改变越明显，效果越显著。董瑞主任医师认为，两者病变虽然不同，但呈现的体质有相同之处，符合中医学异病同证候、同体质之说。另外，对肺结节合并甲状腺结节的患者，首先必须排除肺部与甲状腺恶性肿瘤和其他复杂疾病，中医辨证施治时必须采用现代医疗设备进行跟踪评估检测，必要时进行深度中西医结合治疗。

十八、肺结节与胃肠息肉

胃肠息肉是指胃肠黏膜突出的一种赘生物，一般按病理结果分为：管状腺瘤，占比约80%，癌变率最低；绒毛状腺瘤，又称乳头状腺瘤，癌变率甚高；管状绒毛状腺瘤，癌变率较高。胃息肉：胃镜检出率为2%~3%，多为增生性，单发者多见，恶变率高；肠息肉：大肠息肉占80%，大多位于乙状结肠或直肠，小肠息肉多见于十二指肠。另外还有家族性腺瘤性息肉、家族性多发性结肠息肉，黑色素斑-胃肠多发性息肉综合征、幼儿性息肉综合征等。胃肠息肉一般经胃肠镜诊断并切除，胃肠镜早期筛查大大降低了息肉恶化的概率，关键在于早期发现。胃肠息肉患者苦恼的是息肉反反复复，部分人年年做胃肠镜，年年切除，年年长。董瑞主任医师在两万余例肺结节防治临床工作中发现，肺结节与胃肠息肉同时并存的患者，大部分都有阳虚、痰湿、湿热与气郁体质，有喜食生冷酸辣饮食的习惯，有长期情绪郁闷的共同因素。防治肺结节与胃肠息肉，中医从健脾祛湿、补肾温阳、宣肺散结、疏肝理气辨证施治入手，重点调理阳虚体质，温化痰饮，运用膏方、艾灸及药膳食疗治未病，进行情志疏导，减轻气郁，综合防治，对消除、控制肺结节，预防胃肠息肉反复增生有着非常好的效果。对单纯性反复发作的胃肠息肉选用"仙芪扶阳固本丸"、苓桂术甘汤、阳和汤、桂枝茯苓丸、附子理中丸等名方治疗。

十九、肺结节与乳腺结节

乳腺结节是一种非肿瘤非炎性疾病，是所有乳腺肿块的总称，常见于乳腺增生及乳腺恶性肿瘤。乳腺结节是通过超声检查诊断，临床必须由乳腺科专业医生对良性与恶性进行甄别诊断，分型评估。董瑞主任医师临证体会，肺结节女性患者伴乳腺结节或子宫肌瘤、囊肿者占1/3以上，多数以气郁体质为主，伴有阳虚、血瘀、痰湿体质；病机紧扣气机不畅，痰、瘀、毒互结，痰核流注，辨证施治突出疏肝理气散结与温阳化结，注重脾肾整体调理，方以"董氏温阳化结膏（汤）"及四逆散、逍遥散、鳖甲煎丸、柴胡疏肝散等名方为主，临证多有效验。值得一提的是，肺结节合并乳腺结节的女性患者，其恐惧、焦虑、忧思、烦躁之情绪应引起高度关注。

二十、肺结节与慢性咳嗽

咳嗽是呼吸科患者最常见的主诉症状，临床将咳嗽时间小于3周者称为急性咳嗽，咳嗽3~8周者称为亚急性咳嗽；咳嗽时间大于8周者称为慢性咳嗽。急性咳嗽常见于各类肺炎、肺结核、肺纤维化、肺栓塞、心衰、气胸、上呼吸道感染、哮喘发作及过敏等疾病；慢性咳嗽常见于鼻后滴流综合征、咳嗽变异型哮喘、胃食管反流病、变应性咳嗽、感染后咳嗽、药物性咳嗽、气管-支气管结核及心理性咳嗽等；亚急性咳嗽分感染和非感染两类。

肺结节与咳嗽是否有直接的关系呢？董瑞主任医师临证体会，肺结节伴有咳嗽，咳嗽伴有肺结节的因果关系值得深入探讨，除肺结节恶变形成肺癌转移性咳嗽，肺结节出现咳嗽多是其他肺系疾病如变应性咳嗽、哮喘、感染等所致。中医学认为，五脏六腑皆能令人咳，五脏六腑阴阳失衡才发为肺结节。深入分析肺结节与咳嗽的病因病机特点，在辨证施治时可以把肺结节视为本、咳嗽视为标，标本兼顾，突出宣肺之法，达到肺结节与咳嗽同治之目的。

二十一、肺结节与肉芽肿性肺疾病

肺结节在临床还需要与淋巴瘤样肉芽肿病、韦格纳肉芽肿病、支气管向心性肉芽肿病及变应性血管炎性肉芽肿病相鉴别。影像学特点：韦格纳肉芽肿病：结节影病灶有多发、多样与多变之特点，呈圆形或椭圆形，常伴有空洞；淋巴瘤样肉芽肿病：散发结节状阴影，结节大小不等，病灶出现快，消退快。其他几类肺部肉芽肿病呈现的结节阴影均有各自特点，临床应结合病理及临床特征做出明确诊断。肉芽肿性肺疾病通过积极中西医结合治疗，往往能很快得到控制或消退，但较易反复，和肺结节有着明显的区别。

二十二、肺结节与"膏方+艾灸"调理体质

董瑞主任医师多年来一直专注于研究"肺结节与肺癌、肺纤维化与尘肺病、哮喘与慢阻肺"六个呼吸系统疑难病，对肺结节的研究积累了两万余例临床病例，通过综合分析认为：调理体质、疏导情志、合理饮食是肺结节中西医结合防治的关键三要素。探索出"膏方+艾灸"调理肺结节体质的模式，指出阳虚与气虚、痰湿、血瘀、气郁合并体质是肺结节体质特点。半数以上肺结节患者就诊时并无特殊临床症状，大多是行胸部高分辨率CT体检而发现，对于这些群体，董瑞主任医师以舌淡胖嫩、边有齿痕之舌象，沉细而附于骨之脉，"脉舌合参"，及合并甲状腺结节、乳腺结节、胃肠息肉、子宫肌瘤等诸脏器结节之特征，确定虚、痰、瘀的特点，从中医膏滋方、艾灸入手，采用冬病夏治、冬病冬防之方法，借助三伏天、三九天之时令之气，通过调整阴阳、平衡体质，实现控制肺结节，使之缩小、消退，及减少、延缓肺结节恶化之目的。中医体质调理重点在太阴脾湿、少阴肾寒、厥阴肝凝，往往太阴、少阴与厥阴合并是难点与节点，中医膏滋以药性平稳、药食两用、扶正固本为特点，能调补五脏六腑阳气之虚，艾灸取艾草纯阳之气，作用于任脉、督脉及膀胱经特定之穴，善补命门之火，两者合用，相得益彰，共达少阴、太阴、厥阴之病所，对实现"阴平阳秘"有最佳之效。医圣张仲景《金匮要略》中有第一膏滋方"大乌头膏"，《扁鹊心书》云"保命之法，灼艾第一"，从古至今，从宫廷到民间，膏方与艾灸备受历代医者关注，有大量医案、医史、医话供借鉴。首都名中医董瑞团队运用"膏方+艾灸"为调整肺结节体质提供了两万余例大数据样本，有待于与科研部门共同研发探讨。

二十三、肺结节与弥漫性间质性肺纤维化

弥漫性间质性肺纤维化又称弥漫性间质性肺病，其病因分为已知与未知两类。已知病因：感染性，包括细菌、真菌、病毒、非典型病原体等；职业与环境因素，包括无机粉尘（尘肺病）和有机粉尘；药物性，如化学药物等；放射性，如放射性肺损伤；结缔组织相关性疾病，包括类风湿关节炎、硬皮病、多发性肌炎、干燥综合征、红斑狼疮等。未知病因：特发性肺纤维化、非特异性间质性肺炎、脱屑性间质性肺炎、淋巴细胞性间质性肺炎、隐源性间质性肺炎、机化性间质性肺炎等，以及肉芽肿性肺疾病、肺结节病、肺蛋白沉积症、嗜酸性肺炎、肺朗格汉斯细胞组织增生症等疾病。弥漫性间质性肺纤维化的影像以线条影、网格影、结节影、囊状影及蜂窝肺为特征。

董瑞主任医师通过长期对肺结节和肺纤维化的临床研究，认为肺纤维化中的肺结节病、肉芽肿性肺病、尘肺病等出现的结节应认真与单纯性肺结节进行甄别，全方面进行鉴别诊断；肺纤维化伴有孤立性肺结节者应高度重视，往往恶性居多，可能与整体免疫力低下关系密切；中医学将肺结节归属于肺积范畴，肺纤维化归属于肺痿范畴，病因病机各自不同，但共同特点都是"痰、瘀、毒损伤肺络"，即以络脉受损为特点，因而将肺纤维化与肺结节同归属于肺络病范畴辨证论治。

二十四、肺结节与尘肺病

尘肺病是指在职业活动中长期吸入大量矿物性粉尘并在肺内潴留而引起肺内组织纤维化的一种全身性疾病，尘肺病一般分为矽肺、煤工尘肺、石墨尘肺、炭黑尘肺、石棉肺、滑石尘肺、水泥尘肺、云母尘肺、陶工尘肺、电焊工尘肺、铸工尘肺、铝尘肺等，影像学表现可见结节、尘斑、网格等交替出现。

董瑞主任医师认为，肺结节与尘肺病临床防治应注意以下几点：应从病史尤其是职业病史认真鉴别；尘肺病患者最易并发"肺癌"，所以早期孤立的肺结节必须引起高度重视；煤工尘肺结节直径多为1~2mm，亦呈类圆形，密度比较淡，边缘模糊，分部以上肺为主；矽肺病肺结节直径为1~2mm，散在、多发；石棉肺则以两肺中下部肺底、肺门附近较多，呈多发小米粒样影像，直径约1mm。总之，关于肺结节与尘肺病的鉴别，虽然在结节特征上有些模糊，但从职业病史很容易做出诊断。

董瑞主任医师从20世纪90年代起在我国著名呼吸病专家于润江教授指导下研究"肺纤维化与尘肺病",积累了大量中西医结合防治经验,尘肺病亦归属于董瑞主任医师提出的"中医肺络病学"范畴。

二十五、肺结节与董氏金甲散结丸(汤)

肺结节是一种影像学诊断,董瑞主任医师翻阅大量历代中医药之典籍,目前并未发现肺结节字样记载,从肺结节的发病的病因病机等特点将其归属为"肺积"与"积聚"范畴。

董瑞主任医师研究肺结节是从医圣张仲景的《伤寒论》与《金匮要略》入手,选择鳖甲煎丸、泽漆汤、苓桂术甘汤、射干麻黄汤及桂枝茯苓丸等方剂,依据制方的君臣佐使原则,每味药的四气(寒、热、温、凉)、五味(酸、苦、甘、辛、咸)及升降沉浮之特点锚定肺结节"阳不化气、阴成形"与"痰、瘀、毒损伤肺络"之病机特点,按照中医理法方药的思维在2011年形成了"董氏金甲散结丸(汤)"的雏形。又先后拜访了近130位国医名家及民间与民族中医药学者,筛选了醋鳖甲、生鸡内金、泽漆、石见穿、穿破石、石上柏、威灵仙、珠子参、猫爪草、乌梅、僵蚕、王不留行、仙茅、淫羊藿等20多味中草药。十余年,历经两万余例肺结节辨证施治临床实践,使"董氏金甲散结丸(汤)"日趋完善。守正创新,北京康益德中西医结合肺科医院目前与国家级科研机构及中药制药企业达成初步意向,"董氏金甲散结丸"已进入大样本临床分析与药理、毒理研究阶段,同时医院组建了首都名中医董瑞-董莹肺结节防治传承团队,力争让更多的肺结节患者受益。日后亦将使"董氏金甲散结丸(汤)"不断完善、精炼、提高,让疗效验证中医药的生命力。

二十六、中西医结合防治肺结节1000例临床综合分析

2022年5月17日,中西医结合防治肺结节1000例临床综合分析课题组召开第20次专项会议,会议由课题组组长、首都名中医、享受国务院特殊津贴专家董瑞主任医师主持。课题组围绕"董氏金甲散结丸(汤)"与"董氏温阳化结膏(汤)"在肺微小结节、肺小结节、肺结节三个不同阶段辨证施治及疗效特点、肺结节早期筛查、肺结节诊断金标准、肺结节流行病学、肺结节病因病机学说、肺结节防治的深度中西医融合等科研难点、焦点问题进行讨论研究,并进行了系统总结。科研专家彭北青处长从顶层设计角度提出建议,课题组副组长、科研副院长董莹汇报了科研与临

床情况，科研课题组成员秦洪义教授，副院长郭勇、李跃岭及课题组执笔成员参会。此前两年时间内，董瑞组长亲自主持展开了19次中西医结合防治肺结节1000例临床综合分析线上、线下科研会议，广泛听取了行业内院士、国医大师、中西医专家教授及药学界人士意见。董瑞主任医师表示，课题科研一定遵循"求实、科学与中西医深度融合"之指导思想，要克服课题信息量大、观察周期长、疫情影响等诸多困难，已经于2022年底准时结题，为"董氏金甲散结丸"药品研发、申报"国家科技进步奖"和行业内中西医结合防治肺结节研究提供大数据支持。

二十七、肺结节与情志学说

中医情志学说包含七情与五志。七情指的是"喜、怒、忧、思、悲、恐、惊"七种情绪表现。七情作为致病因素始见于《黄帝内经》，董瑞主任医师对全书162篇逐篇考证发现，涉及"喜、怒、忧、思、悲、恐、惊"的词条超过200个，奠定了中医学"七情"发病的理论基础。医圣张仲景的《伤寒杂病论》确立了中医学辨证施治体系，名方栀子豉汤治疗"虚烦不得眠……心中懊侬"，沿用至今。到了南宋时期，陈无择的《三因极一病证方论》将喜、怒、忧、思、悲、恐、惊归为内因，风、寒、暑、湿、燥、火六淫之气归为外因，饮食不节、劳欲失度归为不内外因，建立了中医学"三因致病"学说。五志是指"心、肝、脾、肺、肾"五脏与"喜、怒、忧、思、悲、恐、惊"七种情绪的联系，"肝在志为怒，心在志为喜，脾在志为思，肺在志为忧，肾在志为恐"，后人一般将悲和忧合并、惊和恐合并，就形成了"七情五志"之说。喜、怒、忧、思、悲、恐、惊本为人的七种正常情绪表现，太过、不及均可致病，如"怒"过之肝病、"喜"过之癫狂、"忧"过之肺病、"恐"过之失禁等。中医学博大精深，除七情五志外，还有神、魂、意、魄、志，魂又分三魂，魄有七魄，中医只有将治形、治气与治神深度融合，才能称之为传承精华，才能体现疗效是中医药的生命力。

情志因素不但与肺结节发病密切相关，对肺结节防治及转归更是有重要影响，现代中医临床应用逍遥散、柴胡疏肝散等调理情志之名方治疗肺结节、甲状腺结节、乳腺结节等效验医案比比皆是，需要我们认真总结探讨。

二十八、肺结节与越鞠丸（汤）

新冠疫情的前三年，我们聘请了国医大师余瀛鳌教授在北京康益德中西医结合肺科医院建立了"国家级名中医余瀛鳌教授工作站"。余瀛鳌教授是中国中医科学院医史文献研究所原所长，是我国医史文献研究领域泰斗人物，第四届国医大师。余瀛鳌教授出身五世业医的中医世家，父亲是近代著名医学家余无言先生。余瀛鳌教授将其父"仲景之书，重在证候，依证立法，依法立方"之家传中医之道亲自撰写赠予，董瑞主任医师视为行医座右铭。在余老的支持下，北京康益德中西医结合肺科医院成为中国中医科学院医史文献研究所临床教学医院，院校合作有力地推进了医院"中医肺络病学科"建设。三年合作，深深为余瀛鳌教授大医精诚之精神、精湛的医术、家传中医之精华、渊博的医史文献大视野所感染，和余老成为亦师亦友的忘年交，在中医防治肺纤维化与尘肺病、肺结节与肺癌、哮喘与慢阻肺及内科杂症方面得到了余老精心指导，有醍醐灌顶之效。董瑞主任医师对余老三年间近五百张处方进行了综合分析，药味最多者不过一君三臣九佐使，方方经典。尤其发现余老在治积聚等病时方中使用香附、栀子、川芎、炒苍术、焦神曲、淡豆豉者几乎达100%，方小、价廉、效验，深得患者好评。数次向余老请教，余老以"气、血、火、痰、湿、食"六郁释义，香附除气积、川芎破血瘀、栀子泻火积、炒苍术除湿积、焦神曲祛除食积。余瀛鳌教授认为，六郁为积聚病之根源，临证以除六郁为先，实乃朱丹溪越鞠丸之妙。后在余瀛鳌教授治积聚经验启发下完善了肺结节辨证施治体系。

二十九、肺结节与七情因素

肺结节中医归属为中医学肺积、积聚范畴。首都名中医董瑞团队总结两万余例中西医结合防治肺结节经验，提出肺结节体质学说、肺结节情志学说、肺结节烟尘与雾霾致病学说、肺结节家族遗传与疾病合并学说；指出"本"为忧悲伤肺、肝郁气滞、脾肾阳虚，"标"为痰、瘀、毒与尘霾损伤肺络之病机特点；提出以调理肺结节阳虚、气虚、血瘀、气郁、痰湿体质为核心，以健脾益肾，去除痰、瘀、毒的生化之源为切入点，以温阳化结、疏肝散结、宣肺散结、软坚散结、涤痰散结及情志疏导为治疗原则，以改善环境，减少烟尘、尘霾为预防节点，实施肺结节全周期防治与管理方案。董瑞主任医师通过长期临证发现，大部分肺结节患者有长期情绪不畅，家庭变故，生活、事业各种因素纠结史，忧愁、悲思过度伤肺及脾气暴躁、郁怒伤肝等是诱发肺结节的重要情志因素。最值得提示的是，肺结节检出后"喜、怒、忧、思、悲、恐、惊"七情变化与肺结节的预后关系密切。大部分人检出肺结节后能够理性认识，一部分人焦虑、忧思、恐惧，往往会促使肺结节恶化。有的肺结节患者，每个月就做一次CT复查，甚至一个月在多家医院进行CT检查对比，惶惶不可终日。每遇到这类群体，我们的经验是，将肺结节病因病机讲明白，讲清楚良性比例，讲清楚肺结节生长变化规律，讲清楚中医为什么能够防治肺结节，讲清楚肺结节即使是恶性的，绝大数多也为原位癌、微浸润腺癌，及时手术，根治率几乎达到100%，积极进行情绪疏导，往往事半功倍。中医学认为，"正气内存，邪不可干""阴平阳秘、精神乃治"，治形先治气，治气先治神，是为中医之大道。

三十、肺结节与阳和汤

2016年春季，通过国医大师余瀛鳌教授结识了中国中医科学院中医基础理论研究所原所长孟庆云教授，孟庆云教授是当代中医基础理论研究与中西医结合理论研究之大家、名家，孟老赠予董瑞主任医师《中医理论渊薮》《周易文化与中医学》两部专著。孟老最推崇的是"温经汤"和"阳和汤"两个方剂，前者解决一切"经、带、产、孕"问题，是妇科第一方；后者为"温阳、补阳、通阳与升阳"第一方，能调理人体诸脏阳气不足，能解决"阳不化气、阴成形"的问题，帮助突破"肺结节与肺癌"的防治难点。经孟老点拨，近年来以"阳和汤"为基础方进行了大量临证，实践表明"阳和汤"在改变太阴、少阴与厥阴肺结节体质、甲状腺结节体质、乳腺结节体质、胃肠息肉体质及肿瘤体质，激发、恢复人体之阳气方面确属良方，使"董氏温阳化结膏（汤）"逐步走向完善；使用"温经汤"在妇科方面进行临床实践，虽然病例较少，但屡试屡验。守正创新是中医人的历史使命，想创新，守正传承是基础，我们只有把四大经典、历代医家经验原汁原味地继承好，才能去创新发展中医药事业。

三十一、肺结节与中医肺络病学说

历代医籍中并未查阅到肺结节记载，目前中医界普遍将肺结节归属于肺积、积聚范畴。董瑞主任医师从事中西医结合防治"肺纤维化与尘肺病、肺结节与肺癌、哮喘与慢阻肺"等呼吸系统疑难病临床与科研近四十年，积累了超过数十万人次诊治经验，总结出这六个疾病的病机特点：肺纤维化与尘肺病为肺气不足，脾肾阳虚，痰、瘀、毒（体内代谢之毒与矿物、粉尘之毒）损伤肺络脉，肺结节与肺癌为肺气不足，脾肾阳虚，肝气郁滞，痰、瘀、毒（体内代谢之毒与烟尘、雾霾之毒）损伤肺络脉，哮喘与慢阻肺常年不愈、反复发作，同样有肺气不足，脾肾阳虚，痰、瘀、毒损伤肺络脉。病机均以正虚为本，痰、瘀、毒损伤肺络脉并贯穿发病始终为共同特点。在立法上以扶正、通肺络为基础，依据中药四气五味、升降沉浮、归经，借鉴现代药理、毒理研究，筛选出橘络、珠子参、白及、桔梗、威灵仙、鸡血藤、鳖甲、桃仁、旋覆花、丝瓜络、石见穿、穿破石、猫爪草、夏枯草、浙贝母、王不留行、黄芪、熟地等五十多味具有扶正固本功效及能够直达肺络脉病所之药，创立了"仙芪扶阳固本丸""养阴益肺通络丸""董氏珠芨通络膏""董氏温阳化结通络膏""董氏金甲散结通络丸"等十几个专业方剂，撰写了《中西医结合防治肺纤维化》《疗效是中医药生命线》等多部专著，奠定中医肺络病学说理论基础。

三十二、肺结节与鳖甲煎丸

肺结节病在肺络，肺络病之病机特点是肺络脉受损。"鳖甲煎丸"是汉代医圣张仲景专为"疟结"而设。《金匮要略》云："病疟，以月一日发，当以十五日愈。设不瘥，当月尽解，如其不瘥，当云何？师曰：此结为癥瘕，名曰疟母，急治之，宜鳖甲煎丸。"原方由鳖甲、乌扇、鼠妇、蠣虫、赤硝、蟑螂等二十三味药组成，被后人称为《伤寒》《金匮》第一大方"。董瑞主任医师用二十年时间研究该方治疗肺结节与肺癌，发现鳖甲煎丸集合了扶正祛邪、活血化瘀、软坚散结、消痰利水、行气解郁之功。之所以从"鳖甲煎丸"入手研究肺结节，关键是破译张仲景原文之"结"字。"结"字，其义为线、绳、草等条状物打结或编织结网，张仲景创"鳖甲煎丸"破"结"证候，显然内涵深奥，非单为"疟母"而设，应是为各种因素引起积聚之"结"而设，历代医家对"鳖甲煎丸"研究不衰，现代中医界广泛将之用于肝纤维化、肝癌、肺癌等积聚证候。董瑞主任医师入门杏林时，家叔以仲景《伤寒杂病论》为启蒙，临证近四十载，酷爱仲景之方；"鳖甲煎丸"即"董氏金甲散结通络丸（汤）"之基础方。

三十三、肺结节与通络中草药

董瑞主任医师将肺结节归属于中医肺络病学范畴，确立了痰、瘀、毒损伤肺络脉病机学说，在防治上从"通肺络脉"入手，得到了家叔董万英教授倾力相助。董瑞主任医师自述，家父弟兄六人，父亲排行老五，董万英最小。家叔从小跟其外公入私塾读四书五经，随其父行医于怀柔汤河川，有"小先生"之美誉，1937年卢沟桥事变，叔父加入八路军，走向军医之路，历经八年抗日战争、解放战争、抗美援朝战争，在1955年大授军衔时荣列上校军医，1961年转业天津，毕生从事中西医结合工作，尤其在研究民间中医药单方、验方上颇有建树，为国家贡献了具有研究价值的单方、验方二十多个。叔父四个儿子对传承中医无兴趣，因而我就成了叔父的传承人，十三岁时因病步入杏林，叔父是我的医生，亦成为我的授业启蒙恩师。叔父2012年逝世，历经三十五年倾心栽培，传《黄帝内经》《伤寒杂病论》《神农本草经》等经典之书二百多部，引荐我与董建华、邓铁涛、焦树德、颜德馨、朱良春、姜春华等十几位国医名家结缘，并留下军旅与地方临证积累经典医案、医话近两千案，传民间单方、验方五百多个。叔父一生倡导疗效是中医药生命线，高度重视挖掘民间中医药之瑰宝。在防治肺结节方面，叔父将其积累的32味治疗络病的中草药效验方与笔记共同研究分析，筛选出橘络、威灵仙等十味肺部归经药作为防治肺结节引经药，临床效验倍增，开阔了中西医防治肺结节的临床视野，奠定了治疗肺结节的良好基础。

三十四、肺结节防治与康益德"汤、膏、散、丸"四剂型

首都名中医董瑞主任医师将肺结节归属于肺络病学范畴，确定了正气不足为"本"，痰、瘀、毒损伤肺络为"标"的肺结节病因病机；提出了以健脾益肾（先天之本与后天之本同调），温阳化结，疏肝理气，宣肺散结，活血化瘀，软坚祛结，涤痰通肺络、直达病所等为治疗肺结节之法则；以"君臣佐使"为制方原则，推出"四方四剂型"。"汤剂"以"董氏温阳化结通络汤"与"董氏金甲散结通络汤"为治疗肺结节主剂型，一人一方，辨证施治；"膏滋"以"董氏温阳化结通络膏"为主剂型，用于肺结节合并甲状腺结节、乳腺结节、胃肠息肉及子宫肌瘤等诸脏器结节体质调理、术后防复发、汤剂治疗后巩固疗效及汤药不能食者；"丸"即"仙芪扶阳固本丸"，是康益德核心院内制剂之一，以"健脾益肾"为特点，临证防治肺纤维化与尘肺病、肺结节与肺癌、哮喘与慢阻肺等呼吸系统疾病，已累积几十万例经验；"散"即"董氏金甲散结通络配方颗粒"，是与春风药业合作研发的一种中药配方颗粒剂型，与汤、丸、膏形成互补。另外还有"外膏"："康益咳喘贴"，是康益德自主研发的一种"冬病夏治"专用贴膏，于2006年获得省级四类器械号，曾入选原卫生部"十年百项"计划，在肺结节防治中"重"在发挥"冬病夏治"调理体质之作用。首都名中医董瑞团队有二十余年上万例肺结节专业防治经验，对中药传统汤、丸、散、膏、丹、酒等剂型进行了深入挖掘研究，研发出了传统水丸院内制剂，建成了北方最大中医传统膏滋方制剂室，积极探讨中药配方颗粒临床应用，在肺结节防治方面守正创新，积累了丰富经验。

三十五、京北地区 1000 例肺结节体质综合分析

2022年5月22日，世界中医药学联合会中医膏方分会、中国民间中医药协会中医冬病夏治专委会与北京康益德中西医结合肺科医院达成科研框架协议，决定于2022年6月1日共同启动"京北地区1000例肺结节体质综合分析"科研课题。肺结节体质学说是首都名中医、享受国务院特殊津贴专家董瑞主任医师根据肺结节病因病机特点，参考国医大师王琦院士"九种体质学说"最早于国内提出。董瑞主任医师将肺结节体质分为阳虚体质，气虚体质，气郁体质，痰湿体质，血瘀体质，湿热体质，阴虚体质，虚、痰、瘀、郁合并体质等八种；提出了"膏滋+艾灸+冬病夏治+膻中穴埋针+药膳食疗+情绪疏导"康益德调理方案。2016~2019年，董瑞主任医师团队与常州焦溪卫生院共同完成了"常州地区1000例膏滋方九种体质调理综合分析""黔西南地区1000例膻中穴埋针调理气郁体质综合分析"两地科研大数据课题，为此次京北地区1000例肺结节体质综合分析提供了基础。科研组由世中联中医膏方分会副会长兼秘书长秦洪义教授，世中联中医膏方分会副秘书长、首都名中医董瑞工作站站长董莹，北京康益德中西医结合肺科医院副院长李跃岭，肺结节防治全周期管理办公室主任高庆奎统一组织实施。课题组从肺结节群体的年龄、性别、居住地、职业、工作环境、主动筛查、被动确诊、社会环境、情志因素、家族因素、疾病因素、饮食习惯、病证症、精气神、舌苔脉象等三十多个方面进行综合分析，重点关注"七情五志"对肺结节的影响，突出肺结节"气郁"体质综合分析，着重探讨"喜、怒、忧、思、悲、恐、惊"七情变化与肺结节发病及恶化的因果关系，为肺结节防治提供大数据支持。本项目得到了北京康益德中西医结合肺科医院在科研经费上的全力支持，聘请了院士、国医大师为顾问，已于2022年底结题。

三十六、肺结节与消积正元散

2006年秋季，怀柔一家中日合资企业老板引荐一名来自日本的晚期肺癌患者山田阳一，这个人是个中国通，中文讲得非常好，在日本确诊为小细胞肺癌晚期，拒绝日本一切现代医学的治疗，称是怀揣祖上传下来的中国中医古籍来中国求中医救命的，强烈要求必须交替使用书上两个专治积聚的方子。当他拿出保留完好的中国古籍，在场者都很是惊讶。方书是明代医学家吴球的《新镌太医院鳌头诸症辨疑》，这本书的内容董瑞主任医师在李时珍《本草纲目》中见到很多引用，但未见原著。

山田阳一讲：中国明朝万历年间该书东传日本，为日本医家所重视，曾盛极一时，书中方剂救人无数。他相信自己父亲给他留下的两个方，一定会有效。该书在积聚篇中记录了"消积正元散"与"橘皮煎丸"两个方剂，山田阳一要求：两方按原文、原量、原味用，"消积正元散"十三味药，加生姜三片，水煎服，"橘皮煎丸"之三棱与莪术必须用一两半量，用米饭为丸，如梧桐子大小，每次服七十丸，米汤送服。由于肺癌晚期、日本籍、超药量等因素，山田阳一来京多家求医未能如愿，董瑞主任医师亦犹豫不决。《诸症辨疑》一书，今存世刻本很少，家叔董万英教授搜寻几十年未见全本，因此深信其方，认为两方"君臣佐使"调配合理，扶正祛邪兼顾，确为理想之方。困惑之时，山田阳一托人找到著名中药药理学专家李连达院士，董瑞主任医师与李老交情深厚，李老亦力挺两方。山田阳一终于在康益德医院如愿接受治疗，三个月初见疗效，后要求带药回日本自行医治。十几年过去，记忆犹新，两方之药已被全部纳入"董氏金甲散结通络丸（汤）"当中，临床辨证施治肺结节与肺癌，疗效亦甚为满意。

三十七、肺结节与"脉络论"

董瑞主任医师将肺结节归属为中医肺络病学范畴。《脉络论》是由吴以岭院士编著的我国第一部脉络病系统专著。该书对脉络学说的历史沿革、血脉与脉络学说、气与脉络学说、脉络学说的核心理论、"脉络–血管系统"病因病机、"脉络–血管系统"辨证论治、"脉络–血管系统"疾病研究、"脉络–血管系统"通用治疗药物、"脉络–血管系统"治疗方剂等进行全面论述。董瑞主任医师2011年于石家庄拜会吴以岭院士时，幸得《脉络论》，全书210万字，认真拜读，结合自己中西医结合防治呼吸系统疾病经验，提出了"中医肺络病学说"，将肺纤维化与尘肺病、肺结节与肺癌、哮喘与慢阻肺归属于肺络病范畴，确定了肺络病之病因病机、肺络病辨证论治分型，确立了肺络病体质学说、肺络病情志学说，提出了肺络病立法原则，创立了肺络病代表方剂，筛选了肺络病中草药，梳理了肺络病学说历史沿革。"中医肺络病学"是在吴以岭院士络病学说理论的影响下提出的，肺结节是肺络脉"络息成积"而成，治疗突出"通肺络"之法，为肺结节的防治打开了新视野。

三十八、肺结节与冬病夏治

肺结节是指肺内直径小于或等于30mm的实性或亚实性类圆形病灶，首都名中医董瑞主任医师将其归属于肺络病学范畴，并提出肺结节"肺、脾、肾阳俱虚，痰、瘀、毒息积肺络脉"病因病机学说与肺结节阳虚、气虚、血瘀、痰湿体质学说及肺结节情志学说。从"阳不化气、阴成形"入手，以"阴阳"为核心整体辨证施治，重在"补阳、温阳、通阳、升阳以生阳"，辅以疏肝宣肺散结及软坚散结。"冬病夏治"是董瑞主任医师调理肺结节阳虚质、气虚质、血瘀质、痰湿质主要特色方法之一，历经二十多年临证，积累了丰富经验。其认为，"冬病夏治"中的"冬病"是指在"春夏秋冬"四季当中的秋冬季（寒露、霜降、立冬、小雪、大雪、冬至、小寒、大寒节气）好发或加重的"阴证"病，如肺纤维化与尘肺病、肺结节与肺癌、哮喘与慢阻肺等呼吸系统疾病及其他内科杂症。病因病机特点：以三焦阳气不足为"本"，寒湿与痰、瘀、毒之邪致病为"标"。"夏治"是指在夏季的"三伏天"阳气鼎盛期，借助大自然之气采用中药、膏方、埋针、艾灸、穴位贴敷、穴位拔罐、药膳食疗、药茶、足浴、日光浴等多种方法祛除体内沉积的顽固"阴寒湿瘀之邪气"，温补元阳使精化气，健脾益肾使阳气生与卫气固，温阳通络使阳气通，达到"阴平阳秘"之治病防病根本目的。关于"冬病夏治"防治肺结节，董瑞主任医师认为应抓住几点：确定肺结节体质是基础，选定"三伏天"防治是节点，找准中医特色方法与坚持疗程是关键，肺结节防治疗效关键点在于"辨证施治"与"冬病夏治""冬病冬防"结合的突破。

三十九、肺结节防治与"信、力、巧"

1999年7月下旬，董瑞主任医师与堂兄董林先生陪同叔父董万英教授一起拜访族叔，中国工程院院士、著名中医学家董建华教授。董万英教授是知名的中医药学专家，与董建华教授是未出"五服"的家族兄弟，都是1918年生，董万英比董建华仅小11天，二人以小哥与老弟相称。家叔董万英教授讲："董瑞想在怀柔办一所肺科医院，名字以'康益德'为字号，方向定了'肺纤维化与尘肺病、肺结节与肺癌、哮喘与慢阻肺'六个专科病，特让我带他来请小哥点拨江山。"董建华院士沉思良久说："怀柔好啊，青山绿水，对于肺病康复是个好地方，董瑞让你带成了铁杆中医，你又给他引荐了这么多中医名家，地方上还有董林侄子支持，天时地利都占了。现在党的政策好，我在全国人大了解很多社会办医政策，我支持！我们同族同宗，都是从青浦乡村走出来的，老弟你1986年将董瑞引荐给我，一晃十几年了，我和他讲的中医他都能听明白、用明白，我很满意。50年代，我在咱们老家青浦开了五年联合诊所，就公有化了，没办成医院，现在董瑞侄子要开，我大力支持，开业时我一定到场。你们找我，我要出力的，我就送董瑞三个字——'信、力、巧'，信，要永久树立为中医药事业鞠躬尽瘁一生的信念，要坚信中医药，要坚信中医药防治肺系病的理念；力，就是要有好体格，保持旺盛精力，董瑞军人出身，走路和我一样，体现了'快'字，还要加锻炼，才能建好医院，一个医院是个小社会，很难啊；巧，要巧安排，要把老板、专家、社会职务及应酬巧安排，尤其肺系病缠绵难愈，要学会用'巧'，'四两拨千斤'，要研究仲景'经方'之学，经方将是你打开肺纤维化与尘肺病、肺结节与肺癌等肺系疑难病的钥匙。"此次董建华院士亲笔题写"宝剑锋从磨砺出，梅花香自苦寒来"以勉励。北京康益德中西医结合肺科医院2001年12月16日正式开业，董建华院士于2001年1月26日仙逝，未能参加医院的开业大典，成为一大遗憾，但董建华教授赠予首都名中医董瑞主任医师的"信、力、巧"三个字，句句千金，早已成为康益德医院"座右铭"。至今二十余年，董瑞主任医师于"肺结节与肺癌"防治方面，在董建华院士的启迪下走出了一条"经方"守正创新之路。

四十、肺结节防治突破"量"与"效"

肺结节归属于肺络病范畴，首都名中医董瑞主任医师自1998年起开始从医圣张仲景之"鳖甲煎丸""桂枝茯苓丸""苓桂术甘汤""射干麻黄汤""四逆散""泽漆汤"等经方入手辨证施治"肺结节与肺癌"，经二十余年临证，形成了"董氏温阳化结通络膏（汤）"与"董氏金甲散结通络丸（汤）"两个防治"肺结节与肺癌"专业方剂。体会最深的是"药量"标识"药效"与"药性"标识"药力"。自古中医界就有"秘"而不传是"药量"与"传"而不会是"脉"之说。为了突破"肺结节与肺癌"中医辨证施治这两个棘手问题，董瑞主任医师曾十余次前往东北拜访已故国医大师、方剂学大家段富津教授，破解药量、药性、药力与药效方程式，深得其传承精髓，在段老指导下选择了"猫爪草、猫眼草"二猫草为散结通络突破点，在量上下功夫，以《中国药典》为依据，对猫爪草散结通络"效"与"量"反复验证，终于从"15~30g"标准量，到最大单方120g限量中找到了最佳效力的用量，实现了"量"与效的突破。猫眼草学名泽漆，是医圣张仲景治疗肺病"泽漆汤"之君药，两猫草"一寒一热，温肺阳通肺络散结，泄肺之痰饮宣肺散结，相得益彰，一君一臣"，在"董氏金甲散结通络丸（汤）"中发挥了重大作用。

四十一、于润江教授精心指导康益德肺结节与肺癌防治

已故著名呼吸病专家、中国医科大学呼吸病研究所原所长于润江教授在担任北京康益德中西医结合肺科医院名誉院长的十年间（2005~2015），二十余次到康益德医院指导科研、教学、查房、临床，针对肺纤维化与尘肺病、肺结节与肺癌、哮喘与慢阻肺、肺动脉高压与肺心病提出"诊断要与世界接轨，治疗要中西医深度融合，科研要有国家级科研成果，专著要理论创新，药品研发要填补行业空白，学科带头人为具备科、教、研、临床能力的综合人才，要组建硕博士团队"。

在于润江教授的亲自指导下，康益德举全院之力，十年拼搏，董瑞主任医师率先垂范，攻读了于润江教授的博士，入选北京市中医药首届复合型人才，获得国务院特殊津贴，成为博士生导师，跨入了"首都名中医"行列，成为国家中医药管理局肺病学科带头人；先后建成了董莹硕士生"肺结节与肺癌"防治团队、张树森副主任医师"肺纤维化与肺癌"防治团队、李壮花硕士生"慢阻肺与哮喘"防治团队、耿占峰"尘肺病"防治团队、耿占印"中医膏方与艾灸"团队、刘苹"儿科呼吸团队"等，引进博士生、硕士生三十余人。在"肺结节与肺癌"防治方面，于润江教授提出"高分辨率CT是诊断基础、外科手术是节点、临终关怀是难点，中医辨证施治是突破"。董瑞主任医师在十几年间拜访了五十余位院士、国医大师及国内中西医大家，带领团队完成了康益德肺结节早期筛查、董氏温阳化结通络膏与董氏金甲散结通络膏专方辨证施治、三甲外科手术绿色通道、术后康复与防复发及临终关怀的全周期管理方案。肺结节的中西医结合防治伴随康益德走过了十五年，面对发病率倍增的肺结节，康益德率先行动，积极申报肺结节国家级科研课题，多渠道开展包括与法国、加拿大及国内"肺结节与肺癌"专家学者科研、临床多领域合作，使肺结节防治逐步走上深度中西医融合之路。

四十二、力促中西医结合防治肺结节达共识

董瑞主任医师从事中西医结合防治呼吸系统疾病近四十年，与呼吸界泰斗于润江教授等多名呼吸内科知名专家、著名胸外科专家辛育龄教授等多名胸外科知名专家交往甚多，从肺结节中西医结合病名探讨、肺结节病因病机探讨、肺结节体质学说探讨、肺结节情志学说探讨、肺结节临床疗效观察评价、肺结节药品研发、肺结节术后复发等多方面诚恳请教，在医案影像、病案实例的讨论及大数据分析等方面

得到了大力支持。

中医为什么能治疗肺结节？为什么有效？董瑞主任医师与于老、辛老等西医大家经多年形成了共识：理论要讲明白，如"阳不化气、阴成形"之体质学说，"痰、瘀、毒息积肺络"之焦点，"肝气郁结、忧悲伤肺"之情志学说；治疗上要说明白附子、干姜补阳化结之功，中医膏滋、艾灸及药膳食疗温阳散结之效，疏肝宣肺、通肺络散结之治等；疗效上看明白，肺结节既然是依据现代影像学诊断，就使用高分辨率CT等现代医疗设备做疗效评估；让大数据科研结果证明中医能够防治肺结节。

中医药有几千年历史，博大精深，蕴藏着深厚的中华文化智慧，具有强大的包容性，面对现代医学时代，中医药的传承创新、继承发扬是我们中医人神圣之职责，对于肺结节这样发病率剧增的新概念性病证，中西医应取长补短，形成早期高分辨率CT筛查、中医辨证施治、中药研发的突破、外科手术、手术后防复发等全周期链条。肺结节的防治亟待中西医深度融合。

四十三、肺结节防治与医者心态

2011年至今，董瑞主任医师已接诊了肺结节及合并甲状腺结节、乳腺结节、子宫肌瘤及胃肠息肉患者两万余例，保存完整临床日志、心得800多案。在开始撰写《中西医结合诊治肺结节》一书前进行了认真总结分析，发现无论是西医还是中医大夫，对肺结节发病、治疗、预防、评估的态度直接影响着肺结节患者的生活质量与防治效果。对于肺结节的防治，大多数呼吸内科、胸外科专家会认为，肺结节药物治疗效果有限，定期观察，符合手术标准者进行手术，关键在跟踪随访；大多数中医专家认为，肺结节归属于积聚、肺积范畴，中医辨证论治，几千年证明都有效，但没有大数据比对，个案多，大数据科研缺乏。前者，肺结节患者在漫长等待、定期观察中焦虑度日，有的甚至抑郁，生活质量极差，更严重者还催化了恶性的转变；后者，肺结节患者在积极中医治疗中等待肺结节的缩小或消失，有的满意而归，有的亦如前者。董瑞主任医师认为，西医、中医心态都有其理、都有其道，如能够以中西医深度融合的心态对待肺结节患者，乃是医之大道，肺结节患者之福。肺结节患者确诊后，大部分都能查阅到堆积成山的各种肺结节防治信息，有的忧虑重重，四处求医，有的觉得无所谓，恶化了又后悔莫及，只有少数能得到专业医生的正确诊治。

董瑞主任医师认为，对首诊的肺结节患者要明明白白讲清楚肺结节病因病机、治疗及预后，共同应对肺结节。董瑞主任医师经验：对实性肺结节，直径小于或等于15mm的，磨玻璃影小于或等于8mm的，影像表现没有毛刺、胸膜牵拉及充气征等典型恶化特征的，完全可以放心选择中医辨证施治，一般疗程至3个月左右为转归效果"节点"；对具有混合影的肺结节，无论大小与形态，选择手术是为最佳之法。医者的心态要实事求是，要科学理智，"既要给肺结节患者信心，又不让其盲目"是防治肺结节之关键。大医善行，面对肺结节这样既"小"又"难"而"多"的肺系疾病，医者仁心是首要、是关键！

四十四、肺结节防治的中药药效观点

自古中医传承，临床、药学就是一家，汉代张仲景创立了中医辨证施治体系，集医、药、教为一身，被后人尊为"医圣"；唐代孙思邈提出大医精诚传承之道，且精通中药，被誉为"药王"。几千年来，名家辈出，使中医药繁衍不息。

新中国成立后，中医药事业得到了全面健康发展，进入了一个高峰阶段，一根银针、一把草药，深入挖掘了中医药"简、便、廉、效"之特性，城市的专家教授、民间医生、深山的中草药在广大农村相聚，有机融合为一体。中医创新发展进入了一个鼎盛时期，留下了一批单方、验方等中医药之瑰宝，砒霜治疗白血病、白蒺藜治疗皮肤癌轰动医学界，受到了世界卫生组织的高度赞扬，关于防治"肺结节与肺癌"亦可查询到很多单方与验方效案。

进入新时代，《中华人民共和国中医药法》颁布实施，世界疫情下，中医药再次彰显辉煌，守正创新是中医人的新时代发展目标，"好疗效"靠的是好医生、好药材。面对肺结节的防治，中医辨证特色明确。董瑞主任医师临床体会到：比如附子为江油之品，对肺结节温阳散结效果最佳；鳖甲为河流之物而非海龟，冬季捕捉，在沸水中烫至硬皮脱落取甲，才有散肺结节之效，食之再用，疗效甚微；鸡内金化结节的关键为"生"用；猫爪草"量"到才化结节；泽漆通肺宣，肺去肺之痰饮，需要甄别猫眼草与五朵云形类；橘络入肺经，但过"两钱"而不入络；穿破石有穿石之传说，但无石见穿配伍，难得化结节之效；牡蛎软坚散结，配伍桔梗才能入肺，等等。肺结节防治历史中，中药记录甚少，需要深入研究，才能守正创新，才能逐步提高疗效。

四十五、肺结节的饮食调理

肺结节饮食调理是肺结节群体普遍关注的问题，饮食是生命之源，是"精、气、神"化生的物质基础。中医学认为，脾胃为后天之本。中医学讲的脾是广义的脾，功能与西医讲的脾区别甚大。脾是五脏之一，位于中焦，与胃相表里。脾的功能是主运化、主统血、主肌肉四肢，开窍于口、其华在唇。脾主运化是脾的主要功能：运化食物是脾气促进食物消化与吸收并传输精微，运化水液是指吸收与传输水的功能，脾在水液代谢中起到中枢作用。中医学有"肺为水上之源，肾为水下之源，脾为水之中枢"之说，脾运化水液功能一旦失常，"湿、痰、瘀、毒"等病理产物则易产生，因而又有"脾为生痰之源，肺为储痰之器"之说。脾是肺结节等发病的根源所在。《素问·至真要大论》云："诸湿肿满，皆属于脾。"

　　饮食是人类所需营养的来源，是生成"精、气、血、津液"所必需，饮食入胃后，是靠脾的功能转化为水谷精微并输布到五脏六腑、四肢百骸，来维持人类正常生命活动的。汉代医圣张仲景《金匮要略》云："四季脾王不受邪。"明代医学家李东垣《脾胃论》云："百病皆由脾胃衰而生也。"疾病的防治，饮食是第一关，"病从口入"是共识，肺结节患者的饮食应遵循脾胃的生理功能，应以脾胃之"度"为准绳。所谓"度"就是我们中华民族几千年的传统饮食习惯："五谷为养，五果为助，五畜为益，五菜为充。""四个五"是"度"，它奠定了国人的"体质"基础，如大鱼大肉、生猛海鲜、暴饮暴食及过食生冷酸辣之品，会损害脾胃功能，致"阳虚、气虚、痰湿、血瘀"等体质的发生而致百病。肺结节患者的饮食遵循中医普遍之规律是首要的，同时按照中医学"四气五味"及归经理论，偏重选择一些白米、山药、银耳、白萝卜等入肺经之品辅助调理肺结节。肺结节群体的饮食调理是个大题目，不是一两样食物、蔬果就能解决的。选择饮食的焦点、节点在掌握脾之"升清降浊、喜燥恶湿"之特点。每位肺结节患者都应有一个属于自己的"药食同源"处方，应在"望闻问切，理法方药"之中医思维体系下确定。

四十六、肺结节与PET-CT

　　肺结节是指肺内直径小于或等于30mm的呈类圆形实性或亚实性病灶，早期高分辨率CT即可筛查，对"纯磨玻璃影"肺结节能明确定性，但对于混合性肺结节及直径大于8mm的实性结节很难确定，需要定期观察，给肺结节患者心理与身体健康带来了双重压力。PET-CT的诞生，为肺结节提供了更可靠的诊断方法。PET-CT的全称为"正电子发射型计算机断层显像"，是目前核医学领域先进的影像学检查技术。PET-CT能够全面、早期、快速、准确发现全身病灶，精确定位及判断病灶的良恶性。董瑞主任医师根据多年肺结节中西医结合诊治经验认为，肺结节混合影大于或等于5mm、实性肺结节大于或等于8mm者，有条件的都应当进行PET-CT检查。

四十七、中西医深度融合防治肺结节

中西医结合是传统医学与现代医学的产物，"结合、互补、融合"，仁者见仁，智者见智！我从事中西医结合临床、科研、教学近四十年，亦曾概念模糊，直到2008年奥运会前，一位住在康益德医院康复休养的北京师范大学资深教授一段点拨："我是研究中国近代史的，对中西医结合史非常熟悉，中医、西医是两个理论思想体系完全不同的学科，但目标都是一致的治病救人，所以只要锚定'疗效'，一切'问题'都不是'问题'。要我说，中西医'结合'与'互补'，都不如叫中西医深度融合，中医'德、仁'之'和'应包容西医，西医应接纳中医，才能形成我国独有的医学。"行业外资深教授的一段话，有了醍醐灌顶之效。十余年来，锚定"中西医深度融合"之思路，董瑞主任医师作为学科带头人为北京康益德中西医结合肺科医院制定了"西医诊断与三甲医院同行，明明白白疾病诊断，中医病名与西医病名接轨；能中医解决的不用西医，强化中医独立辨证思维体系；能西医解决的不上中医，积极发挥西医之优势；疑难、危重疾病探索中西医并用"之中西医深度融合发展决策。实践证明，思路是对的，尤其是在防治"肺纤维化与尘肺病、肺结节与肺癌，哮喘与慢阻肺"等呼吸系统疑难病方面，路子越走越宽。对肺结节与肺癌的防治，在中西医深度融合的思想指导下提出"西医高分辨率CT早期筛查诊断，中医辨证施治，外科手术，术后中医膏滋防复发，晚期肺癌西医营养支持与中医内病外治并用"的全周期防治方案，突破了难点与节点问题，得到了各界广泛关注，使大量肺结节与肺癌群体受益，中西医深度融合防治"肺结节与肺癌"项目亦引起了多方共鸣！

四十八、国医大师余瀛鳌教授助力肺结节临床科研

国医大师余瀛鳌教授是中医界泰斗级大家，亦是董瑞主任医师的良师益友。于2012年初识余老，余老爽快答应担任康益德医院中医药首席专家，每月两次会诊查房、带教，很快成为忘年交。五年间60余次来院指导，余老为康益德中医药事业发展呕心沥血，幕幕再现。

传承带教：余老在康益德工作期间第一件事就是带徒传承，在市、区两级卫生部门支持下，我院建立了首都国医名师余瀛鳌教授工作室，董瑞主任医师主持了余瀛鳌教授工作室挂牌与收徒仪式，余老学术思想深深根植在康益德。

科研教学：余老针对康益德科研教学短板，积极沟通，得到时任中国中医科学院院长张伯礼院士大力支持，使康益德成为中国中医科学院文献研究所教学医院，院所深入合作，"肺纤维化与尘肺病、肺结节与肺癌、哮喘与慢阻肺"等中西医结合防治科研项目有了突破性进展，康益德医院整体中西医结合水平得到极大提高，同时迈入了二级甲等肺科医院行列。

著书立说：由余老牵头，康益德医院参与编写了国家中医药重点图书，53本中国历代古籍整理，奠定了康益德医院中医药文化品牌的基础。

良师益友：余老是清代御医之后，医术高明，对阴阳之道运用自如，用药"精"而简单，疗效独特，不愧为当代国医大师。余老与族叔董万英教授交情深厚，和董瑞主任医师亦一见如故，因而深得余老点化。余老嘱咐董瑞主任医师要做中医的脊梁，承前启后，要深悟"阴阳"之道，一言一行、药膳食疗、药茶、气功导引、起卧居住都是调"阴阳"之道之药，非只药物为药。董瑞主任医师始终将余老的话铭记于心。只有真正悟懂中医药"阴阳"之道，才有破解中医药防治"肺结节与肺癌、肺纤维化与尘肺病、哮喘与慢阻肺、新冠感染与长新冠"等疑难病之法。

以脉定方：余老对"以脉定方"学说高度肯定，并将家传御医诊脉法言传身教，破解了曾困惑多年的"脉来细而附骨者，乃积也"之脉理。

四两拨千斤：和余老交往、学习，最受益的一句话是"四两拨千斤"。为了破译这句话，拜读了余老所有著作，研究了余老近千张方药中"君臣佐使、寒热温凉、四气五味、升降沉浮"用药之道。万变不离阴阳，步步遵"阴阳"之道，才能四两拨动千金。

点化"董氏消瘤方"：面对家叔留下的36味治疗肿瘤的"董氏消瘤方"，董瑞主任医师虚心求教，得到余老与已故中医药理论家国医大师陆广莘的倾心指点，提出以"阴阳"分类，三阴为基础，助力化裁，使得治疗肿瘤之董氏温阳化结膏与治疗肺结节、甲状腺结节、乳腺结节等之董氏金甲散结膏成功分类，为康益德"肺结节与肺癌"重点专科发展打下了坚实基础。

点拨药膳：余老为人谦逊和蔼，饮食总是清茶淡饭，提倡养生保健从饮食、茶水做起，每每强调"后天之本"脾胃的重要性。"小米山药粥、桃胶银耳羹、薏米莲子汤、清水鸡蛋羹、焦黄馒头干、玉米须茶"等十几个养生方，已成为康益德药膳食疗之主方，令成千上万人受益。

四十九、食疗药膳

笔者随民盟中常会实地考察调研了云南昆明百草村这个民族村。"食疗药膳"已经成为昆明生态、健康、文化、旅游集一体的新名片；村寨中民族风情、中医药文化、文物古迹与乡村文明融为一体，实富自然生态之美。据说云南白药创始人曲焕章因村寨漫山遍野皆是药，便于此定居生活十几年，至今仍以中医药博物馆的形式保留着曲焕章故居，村名亦更名为百草村。观其"药、茶、酒、膏"，深感已经具备健康养生之雏形。药膳食疗并非新名词，"丸、散、膏、丹"为治，"食、膏、茶、酒"为调，是中医学几千年防病治病的经验结晶。百草村敢为人先，抓住中医药与民族医药传承创新发展机遇，抓住大健康时代背景，天时地利人和，打造了药膳食疗健康旅游之精品，期待其能带动全国食疗药膳行业的发展。

"膏滋、药膳、食疗、药茶"是中医药学重要组成部分，几千年来中医药学传承发展证明，食是生命之"本"，将药融入食为药膳，将药炮制为茶为药茶，膏滋则是食、药膳、药茶的综合体，药食同源药，确为大健康时代养生保健之佳品。笔者从事中西医结合防治"肺结节与肺癌、肺纤维化与尘肺病、哮喘与慢阻肺"等呼吸系统疑难病几十年，深深体会到，膏滋、药膳食疗、药茶在"绿肺"方面的重要性，简简单单一味"焦黄馒头干"调脾肺之气能与人参媲美，小小冬瓜仁能助力清散肺之结节，白玉耳、白银耳入肺多有效验，每每开具食疗、药茶、药膳方，助力成千上万呼吸系统疾病患者。

昆明百草村食疗药膳之行感悟颇多，探索中医药在新时代创新发展，"膏滋、药膳食疗、药茶"有着广阔空间！

五十、董氏"六位一体"综合方案

北京康益德中西医结合肺科医院在"董氏金甲散结膏防治肺结节1000例"的基础上，系统总结出了"董氏金甲散结膏+董氏平吉茶+董氏桃白羹+艾灸+膻中穴埋针+通络操"六位一体综合方案，从筹建肺结节研究所，科研立项，药品、药膳、药茶开发研究到三甲医院手术绿色通道开通，得到了社会各界广泛关注和支持。

五十一、疗效是中医药生命线

"董氏金甲散结膏"是在几代家传"董氏消瘤方"的基础上传承创新而来。经上万例防治肺结节临床经验积累，进行大样本科研分析，结果显示，采用董氏金甲散结膏规律诊治后肺结节的消退与缩小率达到39.46%。疗效是中医药生命线，改善患者症状、提高中医药疗效是根本，也是命脉。

五十二、阴阳之道，天地之道，万物之纲纪

《素问·阴阳应象大论》云："阴阳者，天地之道也，万物之纲纪，变化之父母，生杀之本始，神明之府也，治病必求于本。"从自然界看，阳光普照则阴霾不存，从阳气论治肺结节，阳化气则阴邪不能成形，"董氏金甲散结膏"与"董氏温阳散结膏"聚焦人体之阳气，彰显化结、散结之功效。

五十三、肺结节专项调研活动

面对发病率超过30%的肺结节，北京康益德中西医结合肺科医院已积累了两万余例"董氏金甲散结膏"防治肺结节经验，总结出"董氏金甲散结膏+董氏平吉茶+董氏桃白羹+艾灸+膻中穴埋针+通络操"六位一体综合疗法，建立了"肺结节全周期管理体系"，在临床、科研、药品研发等方面得到了社会各界人士的关心与支持。

肺结节防治任重道远，北京康益德中西医结合肺科医院联合北京康益结节通科技有限公司确定2024年为医院"肺结节防治年"，将全力与科研院所、大学、医院、药企及道地药材产地等单位深度合作，全面展开肺结节"大筛查、大临床、大科研、大研发、大数据、大科普、大联诊"活动，愿意同中医药及民族医药界、西医界、企业界等社会各界人士开展广泛合作，共同推动全国"肺结节"综合防治。

五十四、肺结节防治得到社会各界关注与支持

2023年11月29日，中国质量协会会长贾福兴在本部接见了第十三届全国政协委员、民盟中常委、首都名中医董瑞团队一行，董瑞主任医师就"董氏金甲散结膏+董氏平吉茶+董氏桃白羹+艾灸+膻中穴埋针+通络操"六位一体综合方案从调理体质、情志入手，以整体观念防治肺结节，以及肺结节药品、药茶研发做了详细汇报。第十一届全国政协委员、原国资委纪检书记贾福兴会长介绍了协会自1979年成立以来的发展，表示：中国质量协会长期以来一直关注中医药事业发展，协会下设中医药质量分会，肺结节防治已成为社会问题，协会将积极支持董瑞团队开展肺结节防治工作。双方就中医药传承创新与高质量发展进行了深入沟通交流。

五十五、"无心无肺"者"何有肺部结节"

成都一位13岁男孩因感冒发热进行胸部CT检查发现12mm磨玻璃肺结节，家人情绪焦虑、郁结，先后就诊于几家当地三甲医院，家长的诉求是对肺结节进行手术治疗，以杜绝后患，而医者答案不一。几经辗转，来到首都名医董瑞工作室成都肺结节义诊现场：患儿正值风华少年，而呈老态龙钟之神态，仔细询问患者得知，2022年末，其奶奶、爷爷双双因新冠而病故。男孩父母常年忙于工作，从小由奶奶、爷爷带大，感情胜于父母，因而学习成绩下滑，继而反复感冒，人亦变得沉默寡言。中医辨证施治是关键，董瑞主任医师给男孩开具"董氏金甲散结方"后，专门给他讲了"无心无肺"故事，特意提醒他调整自己的心态，并和家长加了微信。经过一段时间的治疗，小男孩再次复查胸部CT，提示原12mm的肺结节消退。转而发来一封感谢信：伯伯，我的肺结节没有了，精神亦恢复了，您开的中药我吃了三个多月，您讲的"无心无肺"故事打开了我的心结。由此可见，患者情绪转好，疾病也会更快随之转好，肺结节与情志关联密切。

五十六、中医药防治肺结节临床新突破

2023年12月9日，北京康益德中西医结合肺科医院与中国中医科学院医史文献研究所合作课题"董氏温阳化结膏辨证施治147例肺结节综合分析"圆满结题。课题组选取了首都名中医董瑞主任医师2022年1月至2022年12月门诊治疗的934例肺结节病例中疗程达到3个月的147例入组，结果显示肺结节缩小与消退率达到39.4%，彰显了中医药在防治肺结节方面的优势，奠定了"肺结节中医诊治理论体系"的基础，完善了"肺结节体质与情志学说"，为中医药防治肺结节做出积极探索。同日，江西省中医药大学原副校长、现代中药制剂国家重点实验室主任杨明教授一行，莅临康益德医院调研指导，双方就肺结节科研攻关、临床应用推广及药品研发等进行了深入交流、探讨。

五十七、首都名中医董瑞与"红墙御医"胡维勤老先生

20世纪90年代笔者和胡维勤老先生有一面之缘，那时老先生刚过第一个甲子，正是中医人风华正茂之年，因会诊而相遇，未有过多交谈，虽在同一城市，都是匆

匆而过，很是遗憾。2023年12月28日晚间，经政协委员友人李士杰会长引荐，和胡先生于京城再次相聚，从中医、西医到中西医结合，相谈融洽，收获颇丰。胡先生中西贯通，师从著名内科专家乐文照教授与中医大家祝谌予先生，因长期从事领导人保健工作，被人称为"红墙御医"。九十高龄大师，精神饱满，思维清晰，动作灵敏，令人敬仰。胡先生大医精诚，问及肺结节与肺癌、糖尿病等疑难杂症及中医养生之法，毫不吝惜，一一赐教。"桑黄防肺结节，络脉为结节之凝聚点""四桑防治糖尿病肾病，耳诊观病"，六十多年岐黄之验，令人信服。中医传承，谁传，谁承，大师一代代仙去，中医精华传承呼喊着每个中医药人！

五十八、新年伊始，万事开端

新年第一件事选择配合政协委员、著名作家李士杰先生完成新作《委员寻方记——肺系病防治》。

李士杰先生是北京市政协三届老委员，政协情深，是政协"明星"委员，撰写了300多位全国各级政协委员参政议政与社会活动事迹，被称为"委员作家"。

董瑞主任医师与李士杰委员都是北京政协三届委员，并有两届同任，彼此非常信任了解。李士杰委员是中医铁杆粉丝，多年来坚定不移支持中医药发展，以讲好"中医药故事"、促进中医传承创新为己任，深深感动了周边人。当李士杰委员提出编写《寻方记》时，便愉快应之。经过一月有余的商榷，构架了《寻方记》之轮廓。

方从何来？笔者十三岁因病，从农村到城市，历时两年，求医问药于近百位中西医者，寻方而自救，深感患者求医之艰辛，内心之痛苦，亦深感庸医之苦，大医之精诚。求医至天津某三甲医院，医生建议截肢保命，但笔者坚决拒绝截肢，中医药专家、时任医院党委书记的叔父董万英教授无奈死马当活马医，转用中医药救治，奇迹出现。由此，笔者深刻体会到中医药的力量。无心插柳柳成荫，寻医时遇到怀柔长哨营深山民间老中医宋德瑞，初识明代赵开美版《伤寒杂病论》，一边求医，一边助宋老先生译读，半年时光，竟能熟背这部汉代医圣张仲景的巨著，获经方200多首，成就了今日中医之基础。笔者自身体验了中医药的疗效，认识了中医药的魅力，开启了四十多年的中医药生涯。

20世纪80年代初笔者入读天津中医学院，又阴差阳错，步入军旅，从中医"四小经典""四大经典"入门，牢固建立了中医思维模式，军旅融汇西医，从中医师、中西医结合主治医师、中西医结合副主任医师，经历了中西融合之路，2012年获得中医主任医师之职，2021年被授予"首都名中医"，中医思维渐渐成熟，一路走来，寻师、寻方从未间断。

后疫情时代,呼吸系统疾病谱发生巨大变化,曾经少闻的肺结节发病率跃居前列,"小结节"变成了时下"大专科"。专业防治"肺结节与肺癌、肺纤维化与尘肺病、哮喘与慢阻肺"的董瑞团队,三年疫情期间诊治肺结节合并甲状腺结节、乳腺结节等一万余例,与中国中医科学院医史文献研究所合作课题显示肺结节消退或缩小率接近40%。董瑞团队在百年家传"董氏消瘤方"的基础上,吸取了大量古籍验方精华,确定了防治肺结节"董氏金甲散结方"丸、膏、汤、茶、羹五个剂型,创立了"肺结节体质学说"与"肺结节情志学说",确立了"温阳散结通络、温肺宣肺"之大法,为中医防治肺结节原创理论体系建立与应用做出了积极探索。

李士杰委员怀仁爱之心,亲临康益德医院,访病人,寻学者,欲将肺结节防治经验普及于众,这种精神难能可贵。祝愿李士杰委员这部《寻方记》早日与读者见面,让更多的肺系疾病患者受益。

政协委员情乃一生情缘,作为曾经的三届政协委员,笔者愿意毫不保留地把四十余年防治肺系疾病的经验提供给李士杰委员,助力李委员讲好中医药故事,助力中医药传承创新!

五十九、面对"白肺"273例,中医药有话说

2023年10月1日至2024年1月29日,首都名中医董瑞主任医师门诊、视频会诊、老干部联诊,其治疗经各级医院影像学确诊的"白肺"患者273例,年龄最大者97岁,最小者3岁,其中12例80岁以上患者因年龄因素临床未建议洗肺治疗,其余261例西医均要求行支气管镜灌洗治疗。由于各种因素,这261例患者拒绝洗肺治疗,求助于中医。经过董瑞主任医师精心的中西医结合治疗,经同家、同机型高分辨率胸部CT复查显示,大部分患者痊愈。董瑞主任医师辨证以"扶正固本、宣肺平喘、排痈通络、清热解毒"为治疗之大法,重用千金苇茎汤、麻杏石甘汤、人参败毒散等方剂,退热平喘效力强,"白肺"消退效果良好。值得说明的是,在这273例"白肺"患者中,有161例只采用中医辨证施治,另外112例协同西医抗炎、激素、抗病毒及吸氧等治疗。新冠病毒感染机制复杂,且反复感染,临床症状不典型,影像学表现"白肺"化明显。中医病因病机明确为"以正虚为本,风、寒、湿、热之邪及疫毒侵犯肺络为标",中医辨证论治结合西医抗炎、抗病毒等治疗,中西互补,疫情不难控制。中医中药治疗"白肺"有着独特优势。

六十、扶正祛邪，中医药发挥独有之效果

"春节"这个词，行医几十年几乎没有概念了！

阴历二十八参加完国务院团拜会至今天大年初五，已经义诊、网络会诊新冠病毒感染及后遗症、甲流病毒感染、肺结节与肺癌等呼吸系统疑难病156例。新冠疫情后，人类的免疫力遭受前所未有的破坏，反复感染、"白肺"、顽固性咳嗽等已是常态，肺结节检出率的倍增更是带来极大困扰。

中医中药有几千年的历史，"法于阴阳"的中医思维，能帮助人们达到"阴平阳秘"之目的，扶正祛邪，中医药发挥了独有之效果。两位年近九十岁的老将军，病毒感染后持续咳嗽多月，激素、抗生素频频使用，分别经两次天突穴金针针刺，膻中穴埋针治疗，喘咳双双消失。"中医是国宝，关键用得好，首都名医高，顽咳两次消。"老将军的鞭策与对中医人的信任，使我们倍感责任重大。合肥的一对大学教授父子，腊月初九双双查出多发肺结节，查网络，访名医，当医者告诉其需定期复查，几乎精神崩溃，大有立即切除之心，慕名求诊，爱心指导，科学帮助分析，讲解中医治疗肺结节从"体质与情志"入手之妙，包袱卸下，欢快过节。

156个患者，春节求助，每个人都是一个故事。大医精诚，无论是疫情期间，还是节假日，患者所需，就是医者之责。

六十一、肺结节虽小，牵动几亿人之心

北京康益德中西医结合肺科医院创立肺结节中西医结合防治中心，得到社会各界大力支持，近五年，收治肺结节及关联甲状腺结节、乳腺结节、胃肠息肉、肾结节、肝结节、子宫肌瘤等两万多例，传承创新了"董氏金甲散结方"汤、膏、丸、茶、膳五个剂型，创立了肺结节体质学说与肺结节情志学说，形成肺结节全周期管理方案，科研成果获得部级科技进步奖。

六十二、中医药传承创新，建设中医药特色专治

"中医药传承创新，建设中医药特色专治"写进了今年的政府工作报告，中医药高质量发展成为全社会关注焦点。

首都名中医董瑞团队"两会"后第一时间提出：助力中医药高质量发展，将传

统中医药与人工智能融合，形成中医药新质生产力。迅速启动"肺结节中医药防治新质生产力智能平台"，将"董氏金甲散结方"系列防治两万余例肺结节经验融入人工智能体系，探索打造中医药新质生产力。这一举措得到了老领导、中西医同仁及社会各界支持，一位退休后持续研究中医药的领导，清晨微信送来"密斋京璧堂"五个字，建议作为诊室堂号，我们认真研究，领悟老领导寄予厚望，能以明代医药贤能之名为号，深感荣幸。传承、发展中医药是当代中医药人的历史使命。

六十三、肺结节与猫爪草

后疫情时代，肺结节发病率剧增，甲状腺结节、乳腺结节、胃肠息肉及子宫肌瘤、囊肿等结节性疾病亦现增多趋势。首都名中医董瑞工作室团队，用四年的时间，在"董氏金甲散结方"辨证施治两万余例肺结节的基础上编著了《中西医结合诊治肺结节》一书，科研立项"董氏金甲散结方防治肺结节智能平台"，确立了肺结节体质学说与情志学说，创立了"体质调理与软坚散结通络"之治疗法则，建立了肺结节全周期管理体系，完成了肺结节膏、丸、茶、羹等剂型的开发，为中医药防治肺结节进行了积极探索。董瑞团队对"董氏金甲散结方"中的36味中药从道地药材化、君药的动态量化、臣药固定化、佐使药随机化及药茶、药食同源化等多方面进行研究论证，好药材为好疗效打下了坚实基础，为防治肺结节新质生产力的科研奠定良好基础。猫爪草作为"董氏金甲散结方"君药之一，在"董氏消瘤方"100多年演变史中，无论是消瘤、抗癌还是化结，都有着其他药物不可代替的作用。董瑞团队对猫爪草的研究，从0~240g动态量、君臣佐使配伍，到道地药效，进行了积极传承创新。

六十四、"董氏平吉茶"助力肺结节防治

疫情四年来，首都名中医董瑞团队在两万余例"董氏金甲散结方"防治肺结节经验基础上，筛选"药食两用"之品，经上千次尝试，"董氏平吉茶"正式诞生，功能健脾益气、疏肝散结、宣肺通络，"一君、三臣、五佐使"之配方，食品茶、药品之效，是"董氏平吉茶"独特之处。康益德防治肺结节，膏、丸、汤、茶、羹并行，体质调理、情志疏导、全周期管理与人工智能平台相融合，探索出一条"小结节"中医药防治特色之路。

第七章

肺积（肺结节）常用中药、方剂、中成药

一、常用中药

为了更有针对性地治疗肺结节，现将常用的补虚、解表宣肺、清热凉血散瘀、化痰解毒散结中药依次介绍。

（一）补虚药

1.补阴血药

（1）熟地黄

1）性味归经：甘，微温；归肝、肾经。

2）功效：滋阴补血，益精填髓。

3）主治：肝肾阴虚，腰膝酸软，血虚萎黄，心悸怔忡，眩晕，耳鸣，须发早白、内热消渴等。

4）用法用量：水煎服，10~15g。清热凉血用鲜地黄；滋阴生津用生地黄；养血填精用熟地黄。

（2）鳖甲

1）性味归经：咸，微寒；归肝、肾经。

2）功效：滋阴潜阳，退热除蒸，软坚散结。

3）主治：肾阴不足，潮热盗汗，或阴虚阳亢，以及热病伤阴、阴虚风动等；久疟、疟母、胸胁作痛及月经不通、癥瘕积聚等症。

4）用法用量：水煎服，9~24g。宜先煎。本品经砂炒、醋淬后，有效成分更容易煎出；并可去其腥气，易于粉碎，方便制剂。

（3）麦冬

1）性味归经：甘、微苦，寒；归肺、胃、心经。

2）功效：养阴润肺，益胃生津，清心除烦安神。

3）主治：肺胃燥热津伤及心热烦乱不安等证。

4）用法用量：水煎服，10~15g。或入丸、散。

2.补阳药

（1）鹿角胶

1）性味归经：甘，平；归肝、肾经。

2）功效：补肾阳，生精血，托疮生肌。

3）主治：肾阳不足，精血亏虚，虚劳羸瘦，吐衄便血、崩漏偏于虚寒者，以及阴疽内陷等。

4）用法用量：5~15g，用开水或黄酒加温烊化服。或入丸、散、膏剂。

（2）炮姜

1）性味归经：辛，热；归脾、胃、肾经。

2）功效：温经止血，温中止痛。

3）主治：阳虚失血，吐衄崩漏，脾胃虚寒，腹痛吐泻。

4）用法用量：水煎服，3~9g。或入丸、散。

3.补气药

（1）人参

1）性味归经：甘，微苦，温；归心、脾、肺经。

2）功效：大补元气，复脉固脱，生津养血，安神。

3）主治：劳伤虚损，虚咳喘促，自汗暴脱，小儿慢惊及久虚不复，一切气血津液不足，络脉失荣之证。

4）用法用量：另煎兑服，3~9g。亦可熬膏，或入丸、散。

（2）党参

1）性味归经：甘，平；归脾、肺经。

2）功效：补脾益肺，养血生津。

3）主治：肺气不足致气短少气，懒言声低，动则气喘，畏风自汗者；气血两虚致唇甲淡白，面黄虚浮，短气懒言，神疲纳少者；体虚外感或里实正虚之证。

4）用法用量：水煎服，3~10g，大剂10~30g。亦可熬膏，或入丸、散。

（3）甘草

1）性味归经：甘，平；归脾、胃、肺经。

2）功效：益气健脾，祛痰止咳，泻火解毒，缓急止痛，调和诸药。

3）主治：脾胃虚弱，倦怠乏力，心悸气短，咳嗽痰多，脘腹、四肢挛急疼痛，痈肿疮毒；缓解药物毒性、烈性。

4）用法用量：水煎服，2~10g。或入丸、散。

（4）白术

1）性味归经：苦、甘，温；归脾、胃经。

2）功效：益气健脾，燥湿利水，止汗，安胎。

3）主治：脾胃气弱，不思饮食，倦怠少气，虚胀，泄泻，痰饮，水肿，湿痹，小便不利，头晕，自汗，胎动不安。

4）用法用量：水煎服，6~12g。炒用可增强补气健脾止泻作用。

（5）茯苓

1）性味归经：甘、淡，平；归心、肺、脾、肾经。

2）功效：利水渗湿，健脾宁心。

3）主治：小便不利，水肿，脾虚泄泻，带下，痰饮咳嗽，痰湿入络，肩背酸痛，心悸，失眠等。

4）用法用量：水煎服，9~15g。

（二）解表宣肺药

1.麻黄

（1）性味归经：苦，温；归肺、膀胱经。

（2）功效：发汗散寒，宣肺平喘，利水消肿。

（3）主治：风寒表实证、肺气不宣之咳喘，水肿兼有表证者。

（4）用法用量：水煎服，2~10g。或入丸、散。

2.桂枝

（1）性味归经：辛、甘，温；入心、肺、膀胱经。

（2）功效：发汗解肌，温通经脉，助阳化气。

（3）主治：风寒表证，寒湿痹痛与经闭腹痛、痛经等，水湿停滞所致之痰饮喘咳，以及小便不利等。

（4）用法用量：水煎服，3~9g。

3.蝉蜕

（1）性味归经：甘，寒；归肺、肝经。

（2）功效：疏散风热，利咽，透疹，明目退翳，解痉。

（3）主治：风热感冒，咽痛音哑，麻疹不透，风疹瘙痒，目赤翳障，惊风抽搐，破伤风。

（4）用法用量：水煎服，3~6g。或入丸、散。

（三）清热凉血散瘀药

1. 牡丹皮

（1）性味归经：辛、苦，微寒；入心、肝、肾经。

（2）功效：清热凉血，活血散瘀。

（3）主治：热入营血，高热舌绛，身发斑疹，血热妄行，吐血、衄血、尿血，阴虚发热，经闭，跌扑损伤，疮痈肿毒等。

（4）用法用量：水煎服，6~12g。清热凉血宜生用，活血祛瘀宜酒炙用。

2. 赤芍

（1）性味归经：苦，微寒；归肝经。

（2）功效：清热凉血，活血化瘀止痛。

（3）主治：热入营血，发热舌绛，身发斑疹，血热妄行，吐血衄血，经闭，跌扑损伤，疮痈肿毒等。

（4）用法用量：水煎服，6~12g。

3. 肿节风

（1）性味归经：苦、辛，平。归心、肝经。

（2）功效：清热解毒凉血，活血散结消斑，祛风除湿通络。

（3）主治：血热紫斑、紫癜，风湿痹痛，跌打损伤。

（4）用法用量：内服：煎汤，9~15g，或浸酒。外用：适量，捣敷，研末调敷，或煎水熏洗。

4. 王不留行

（1）性味归经：苦，平；归肝、胃经。

（2）功效：活血通经，下乳消痈，利尿通淋。

（3）主治：经闭，痛经，乳汁不下，乳痈肿痛，淋证涩痛。

（4）用法用量：水煎服，5~10g。或入丸、散。

5. 三棱

（1）性味归经：辛、苦，平；归肝、脾经。

（2）功效：破血行气，消积止痛。

（3）主治：癥瘕痞块，痛经，瘀血经闭，胸痹心痛，食积胀痛。

（4）用法用量：水煎服，5~10g。醋制后可加强祛瘀止痛作用。

6. 莪术

（1）性味归经：辛、苦，温；归肝、脾经。

（2）功效：行气破血，消积止痛。

（3）主治：胸痹心痛，饮食积滞，脘腹胀痛，血滞经闭，痛经，癥瘕痞块，跌打损伤。

（4）用法用量：水煎服，3~10g。或入丸、散。行气止痛多生用，破血祛瘀宜醋炒。

（四）化痰解毒散结药

1.猫爪草

（1）性味归经：甘、辛，性微温；归肝、肺经。

（2）功效：解毒消肿，化痰散结。

（3）主治：瘰疬，结核，咽炎，疔疮，蛇咬伤，疟疾，偏头痛，牙痛。

（4）用法用量：水煎服，15~30g，单味药可用至120g。

2.泽漆

（1）性味归经：辛、苦，性微寒；归肺、小肠、大肠经。

（2）功效：行水消肿，化痰止咳，解毒杀虫。

（3）主治：水气肿满，痰饮喘咳，疟疾，瘰疬等。

（4）用法用量：水煎服，3~9g。亦可熬膏，或入丸、散。

3.穿破石

（1）性味归经：淡、微苦，凉；入心、肝经。

（2）功效：止咳化痰，祛风清热，利湿通络，活血通经，散瘀止痛，解毒消肿。

（3）主治：关节疼痛，黄疸，淋浊，跌打损伤，疔疮痈肿，以及晚期消化道肿瘤、恶性葡萄胎、绒毛膜上皮癌、鼻咽癌、肺癌等。

（4）用法用量：水煎服，9~30g，鲜者可用至120g。或浸酒。

4.石见穿

（1）性味归经：辛、苦，微寒；归肝、脾经。

（2）功效：活血化瘀止痛，清热利湿解毒，化痰散结消肿，平喘。

（3）主治：月经不调，带下，乳痈，湿热黄疸，热毒血痢，痰喘，瘰疬，疮肿，跌打损伤等。

（4）用法用量：水煎服，6~15g。或绞汁。

5.鸡内金

（1）性味归经：甘，平；归脾、胃、小肠、膀胱经。

（2）功效：健胃消食，涩精止遗，通淋化石。

（3）主治：食积胀满，呕吐反胃，泻痢，疳积，消渴，遗溺，喉痹乳蛾，牙疳口疮。

（4）用法用量：水煎服，3~10g。研末，每次1.5~3g。或入丸、散。

6.威灵仙

（1）性味归经：辛、咸，温；归膀胱经。

（2）功效：祛风除湿，通络止痛，消痰涎，散癖积。

（3）主治：痛风，顽痹，腰膝冷痛，肢体麻木，筋脉拘挛，屈伸不利，脚气，疟疾，癥瘕积聚，牙痛，诸骨鲠咽。

（4）用法用量：水煎服，6~9g，治骨鲠咽喉可用到30g。或入丸、散，或浸酒。

7.连翘

（1）性味归经：苦，凉；入心、肝、胆经。

（2）功效：清热解毒，散结消肿。

（3）主治：温热病，丹毒，斑疹，痈疡肿毒，瘰疬，小便淋闭。

（4）用法用量：水煎服，6~15g。或入丸、散。

8.浙贝母

（1）性味归经：苦，寒；归肺、心经。

（2）功效：清热化痰止咳，解毒散结消痈。

（3）主治：风热咳嗽，痰火咳嗽，肺痈，乳痈，瘰疬，疮毒。

（4）用法用量：水煎服，3~10g。或入丸、散。

9.夏枯草

（1）性味归经：辛、苦，寒；归肝、胆经。

（2）功效：清肝泻火，明目，散结消肿。

（3）主治：用于目赤肿痛，目珠夜痛，头痛眩晕，瘰疬，瘿瘤，乳痈，乳癖，乳房胀痛。

（4）用法用量：水煎服，9~15g，大剂量可用至30g。亦可熬膏，或入丸、散。

10.紫苏子

（1）性味归经：辛，温；归肺、大肠经。

（2）功效：降气，消痰，平喘，润肠。

（3）主治：痰壅气逆，咳嗽气喘，肠燥便秘。

（4）用法用量：水煎服，5~10g。或入丸、散。

11.牡蛎

（1）性味归经：咸，微寒；入肝胆、肾经。

（2）功效：重镇安神，软坚散结，平肝潜阳。

（3）主治：惊悸失眠，眩晕耳鸣，瘰疬痰核，癥瘕痞块。煅牡蛎收敛固涩，制酸止痛，用于自汗盗汗，遗精滑精，崩漏带下，胃痛吞酸。

（4）用法用量：水煎服，15~30g，先煎。或入丸、散。

12.乌梅

（1）性味归经：酸、涩，平；归肝、脾、肺、大肠经。

（2）功效：敛肺，涩肠，生津，安蛔。

（3）主治：肺虚久咳，虚热烦渴，久泻久痢，便血，尿血，血崩，蛔厥腹痛，呕吐，胬肉。

（4）用法用量：水煎服，6~12g，大剂量可用至30g。或入丸、散。

13.僵蚕

（1）性味归经：咸、辛，平；归肝、肺、胃经。

（2）功效：息风止痉，祛风止痛，化痰散结消肿。

（3）主治：肝风夹痰，惊痫抽搐，小儿急惊，破伤风，中风口㖞，风热头痛，目赤咽痛，风疹瘙痒，发颐痄腮。

（4）用法用量：水煎服，5~10g。研末，1~3g。或入丸、散。

14.皂角刺

（1）性味归经：辛，温；归肝、胃经。

（2）功效：消肿托毒，排脓，杀虫。

（3）主治：痈疽初起或脓成不溃，外用治疥癣麻风。

（4）用法用量：水煎服，3~10g。外用适量，醋蒸取汁涂患处。

15.冬瓜子

（1）性味归经：甘，凉；归肺、大肠经。

（2）功效：清肺化痰，消痈排脓，利湿。

（3）主治：痰热咳嗽，肺痈，肠痈，白浊，带下，脚气，水肿，淋证。

（4）用法用量：水煎服，10~15g。或研末服。

二、常用方剂

（一）补虚方剂

1.生脉散（《内外伤辨惑论》）

（1）方药组成：人参10g，麦冬16g，五味子6g。

（2）功效：益气生津，敛阴止汗。

（3）主治病证

1）暑热汗多，耗气伤液。证见体倦气短，咽干口渴，脉虚细。

2）久咳肺虚，气阴两伤。证见呛咳少痰，气短自汗，口干舌燥，苔薄少津，脉虚数或虚细。

2.肾气丸（《金匮要略》）

（1）方药组成：干地黄24g，山药12g，山茱萸12g，泽泻9g，牡丹皮9g，桂枝3g，附子3g。

（2）功效：温补肾阳。

（3）主治病证：肾阳不足。证见腰痛脚软，身半以下常有冷感，少腹拘急，小便不利，或小便反多，入夜尤甚，阳痿早泄，舌淡而胖，脉虚弱，尺部沉细或沉弱而迟，以及痰饮，水肿，消渴，脚气，转胞等。

（4）使用注意：咽干口燥，舌红苔少，属肾阴不足，虚火上炎者，不宜使用本方。

3.百合固金汤（《医方集解》）

（1）方药组成：生地黄6g，熟地黄9g，麦冬5g，百合3g，白芍（炒）3g，当归3g，贝母3g，生甘草3g，玄参3g，桔梗3g。

（2）功效：养阴润肺，化痰止咳。

（3）主治病证：肺肾阴虚。证见咳痰带血，咽喉燥痛，手足心热，骨蒸盗汗，舌红苔少，脉细数。

（4）使用注意：本方药物多属甘寒滋阴之品，过用则有碍脾胃，脾虚便溏，饮食减少者应慎用或忌用。

4.参附汤（《正体类要》）

（1）方药组成：人参12g，附子（炮）9g。

（2）功效：回阳，益气，救脱。

（3）主治病证：阳气暴脱。证见手足逆冷，头晕气短，汗出脉微。

（4）使用注意

1）本方大温大补，仅用于急救，不宜久服，阳气来复另行论治调理。

2）方中人参不可用党参代替，病情危重者，宜加量或连续服用。

3）休克无法服用者，可鼻饲或换用参附注射液。

5.玉屏风散（《世医得效方》）

（1）方药组成：防风15g，黄芪30g，白术20g。

（2）功效：益气固表止汗。

（3）主治病证：表虚自汗。证见汗出恶风，面色㿠白，舌淡，苔薄白，脉浮虚。亦治虚人腠理不固，易感风邪。

（4）使用注意：若属外感自汗或阴虚盗汗，则不宜使用。

6. 阳和汤（《外科证治全生集》）

（1）方药组成：熟地30g，肉桂（去皮，研粉）3g，麻黄2g，鹿角胶9g，白芥子6g，姜炭2g，生甘草3g。

（2）功效：温阳补血，散寒通滞。

（3）主治病证：阴疽漫肿无头，皮色不变，酸痛无热，口中不渴，舌淡苔白，脉沉细或迟细。或贴骨疽、脱疽、流注、痰核、鹤膝风等属阴寒证者。

（4）使用注意：方中熟地用量宜重，麻黄用量宜轻。阳证疮疡红肿热痛，或阴虚有热，或疽已溃破者，不宜使用此方。

7. 麻黄细辛附子汤（《注解伤寒论》）

（1）方药组成：麻黄（去节）6g，细辛3g，附子（炮，去皮，破八片）9g。

（2）功效：助阳解表。

（3）主治病证：素体阳虚，外感风寒，无汗恶寒，发热蜷卧，苔白，脉反沉者。

（4）使用注意：该方中含有附子，附子辛热燥烈、有毒，孕妇、儿童、哺乳期女性需慎用。附子需先煎40~60分钟以降低毒性。

除上述方剂外，常用补虚方剂还有十全大补汤、当归补血汤、保元汤、四物汤、六君子汤、炙甘草汤、八珍汤等。

（二）解表宣肺止咳方剂

1. 桑菊饮（《温病条辨》）

（1）方药组成：桑叶7.5g，菊花6g，连翘5g，薄荷2.5g，桔梗6g，甘草（生）2.5g，苇根6g。

（2）功效：疏风清热，宣肺止咳。

（3）主治病证：风温初起，邪在肺络。证见但咳，身热不甚，口微渴，脉浮数。

（4）使用注意：凡风寒咳嗽及阴虚干咳者不宜用之。

2. 小青龙汤（《伤寒论》）

（1）方药组成：麻黄9g，芍药9g，细辛6g，干姜6g，甘草（炙）6g，桂枝9g，半夏9g，五味子6g。

（2）功效：解表散寒，温肺化饮。

（3）主治病证：外寒内饮。证见恶寒发热，无汗，胸痞喘咳，痰多而稀，或痰饮喘咳，不得平卧，或身体疼痛，头面四肢水肿，舌苔白滑，脉浮。

（4）使用注意：阴虚干咳无痰或痰热，证见咳痰黄稠，舌苔黄，口渴，脉数者不宜使用。

3.止嗽散（《医学心悟》）

（1）方药组成：桔梗（炒）、荆芥、紫菀（蒸）、百部（蒸）、白前（蒸）各9g，甘草（炒）3g，陈皮6g。

（2）功效：止咳化痰，疏表宣肺。

（3）主治病证：风邪犯肺。证见咳嗽咽痒，或微有恶寒发热，舌苔薄白等。

（4）使用注意：阴虚劳嗽或肺热咳嗽等无表邪者忌用。

4.麻黄杏仁甘草石膏汤（《伤寒论》）

（1）方药组成：麻黄9g，杏仁9g，炙甘草6g，石膏18g。

（2）功效：辛凉宣泄，清肺平喘。

（3）主治病证：外感风邪，身热不解，咳逆气急，鼻煽，口渴，有汗或无汗，舌苔白或黄，脉滑而数。

（4）使用注意：脉浮弱、沉细，恶寒恶风，汗出而不渴者禁用。

5.定喘汤（《摄生众妙方》）

（1）方药组成：白果9g，麻黄9g，苏子6g，甘草3g，款冬花9g，杏仁9g，桑白皮9g，黄芩6g，半夏9g。

（2）功效：宣肺降气，祛痰平喘。

（3）主治病证：风寒外束，痰热内蕴。证见痰多气急，痰稠色黄，哮喘咳嗽，舌苔黄腻，脉滑数。

（4）使用注意：新感风寒，内无痰热之无汗而喘，及哮喘日久，气虚肺弱及肺肾阴虚者，不宜使用本方。方中白果有小毒，不宜久服。

6.泻白散（《小儿药证直诀》）

（1）方药组成：地骨皮15g，桑白皮（炒）15g，甘草（炙）3g。

（2）功效：泻肺清热，止咳平喘。

（3）主治病证：肺热咳嗽，甚则气急欲喘，皮肤蒸热，日晡尤甚，舌红苔黄，脉细数。

（4）使用注意：风寒咳嗽及肺虚咳嗽者不宜使用本方。

7.三子养亲汤（《韩氏医通》）

（1）方药组成：白芥子6g，苏子9g，莱菔子9g。

（2）功效：降气快膈，化痰消食。

（3）主治病证：痰壅气滞。证见咳嗽喘逆，痰多胸痞，食少难消，舌苔白腻，脉滑等。

（4）使用注意：老人中虚，实为生痰致病之根，一旦症状稍解，当转以调理，否则过于消导，更伤中气。

（三）清热凉血散瘀方剂

1.血府逐瘀汤（《医林改错》）

（1）方药组成：当归9g，生地黄9g，桃仁12g，红花9g，枳壳6g，赤芍6g，川芎6g，牛膝9g，桔梗6g，柴胡3g，甘草3g。

（2）功效：活血祛瘀，行气通络。

（3）主治病证：胸中血瘀。证见胸痛，头痛，日久不愈，痛如针刺而有定处，或呃逆日久不止，或饮水即呛，干呕，或内热瞀闷，或心悸怔忡，失眠多梦，急躁易怒，入暮潮热，唇暗或两目暗黑，舌质暗红，或舌有瘀斑、瘀点，脉涩或弦紧。

2.补阳还五汤（《医林改错》）

（1）方药组成：生黄芪30~90g，当归尾9g，赤芍9g，地龙9g，川芎9g，桃仁9g，红花9g。

（2）功效：补气，活血，通络。

（3）主治病证：气虚血瘀。证见舌暗淡，苔白，脉缓无力。

（4）用法：黄芪初用30g，以后渐加至90g。至微效时，日服2剂，5~6日后，每日仍服1剂。

3.桂枝茯苓丸（《金匮要略》）

（1）方剂组成：桂枝、茯苓、丹皮、桃仁、白芍各6g

（2）功效：活血化瘀，通络。

（3）主治病证：癥瘕积聚，血瘀经闭，行经腹痛。

4.鳖甲煎丸（《金匮要略》）

（1）方剂组成：鳖甲（炙）90g，乌扇（烧）22.5g，黄芩22.5g，柴胡45g，鼠妇（熬）22.5g，干姜22.5g，大黄22.5g，芍药37.5g，桂枝22.5g，葶苈（熬）7.5g，石韦（去毛）22.5g，厚朴22.5g，牡丹（去心）37.5g，瞿麦15g，紫葳22.5g，半夏7.5g，人参7.5g，䗪虫（熬）37.5g，阿胶（炙）37.5g，蜂窠（炙）30g，赤硝90g，蜣螂（熬）

45g，桃仁15g。

（2）功效：行气化瘀，软坚消癥。

（3）主治：疟疾日久不愈，胁下痞硬有块，结为疟母，以及癥瘕积聚。

（4）使用注意：由于本方长于消癥散结，扶正之力不足，故癥瘕而正气虚甚者慎用。

（四）化痰解毒散结方剂

1.苇茎汤（《备急千金要方》）

（1）方剂组成：苇茎60g，瓜瓣60g，薏苡仁30g，桃仁24g。

（2）功效：清肺化痰，逐瘀排脓。

（3）主治病证：肺痈属热毒壅滞，痰瘀互结者。证见身有微热，咳嗽痰多，甚则咳吐腥臭脓血，胸中隐隐作痛，舌红苔黄腻，脉滑数。

（4）使用注意：苇茎汤为滑利之品，并有活血祛瘀作用，故孕妇慎用。

2.枳实薤白桂枝汤（《金匮要略》）

（1）方剂组成：枳实4g，厚朴12g，薤白24g，桂枝3g，栝楼实（捣）15g。

（2）功效：通阳散结，祛痰下气。

（3）主治病证：胸痹属气郁痰阻者。证见心中痞，胸满，胸痛，胁下逆抢心，或胸痛引背，或气喘，或喉中有痰，舌质紫暗或有瘀点，脉沉或涩。

3.半夏厚朴汤（《金匮要略》）

（1）方剂组成：半夏12g，厚朴9g，茯苓12g，生姜15g，苏叶6g。

（2）功效：行气散结，降逆化痰。

（3）主治病证：梅核气。咽中如有物阻，咯吐不出，吞咽不下，或咳或呕，舌苔白润或白滑，脉弦缓或弦滑。

（4）使用注意：本方药物多苦温辛燥，适宜于痰气互结偏于寒性者；若见颧红口苦，舌红少苔，阴伤津少，为气郁化火，痰火互结所致，虽有梅核气症状，亦不宜使用。

4.温胆汤（《集验方》）

（1）方剂组成：生姜12g，半夏（洗）6g，橘皮9g，竹茹6g，枳实（炙）2枚，甘草3g。

（2）功效：理气化痰，和胃利胆。

（3）主治病证：胆郁痰扰。证见胆怯易惊，头眩心悸，心烦不眠，夜多异梦，或呕恶，呃逆，眩晕，苔白腻，脉弦滑。

（4）使用注意：温胆汤适用于痰热内扰之证，但其热象较轻。若痰热重者，本方药力不及，当随证化裁。

三、常用中成药

（一）养阴益肺通络丸

1.性状　本品为浅褐色至褐色的水丸；气香，味甘、微苦。

2.方药组成　黄芪、西洋参、白术、麦冬、川贝母、赤芍、玄参、橘红、丹参、桃仁、防风、女贞子、蛤蚧、甘草。

3.功能主治　益气养阴，祛瘀通络，化痰平喘。用于肺结节属气阴两虚，痰瘀阻肺者。证见喘息进行性加重，动则气短喘憋，神疲乏力，咳痰不爽或咳唾涎沫，面唇发绀，舌紫暗，无苔或少苔，脉细涩或细滑。

4.用法用量　口服，一次6g，一日3次。

（二）仙芪扶阳固本丸

1.性状　本品为浅褐色的水丸；气香，味甘、微苦。

2.方药组成　人参、黄芪、淫羊藿、白术、茯苓、白扁豆、防风、陈皮、蛤蚧、甘草。

3.功能主治　补肺健脾，温阳补肾，化痰定喘。用于肺结节属肺脾气虚，肾阳不足者。证见喘息气短，动则尤甚，咳声低微，痰多稀白，倦怠乏力，面色㿠白，反复感冒，自汗，纳少，食后腹胀甚，舌淡苔白，脉细弱。

4.用法用量　口服，一次6g，一日3次。

（三）小金片

1.性状　本品为灰黑色或灰棕色的片；气香，味微苦。

2.方药组成　人工麝香、木鳖子（去壳去油）、制草乌、枫香脂、醋乳香、醋没药、醋五灵脂、酒当归、地龙、香墨。

3.功能主治　散结消肿，化瘀止痛。用于阴疽初起，皮色不变，肿硬作痛，多发性脓肿，瘿瘤，瘰疬，乳岩，乳癖等。

4.用法用量　口服，一次2~3片，一日2次；小儿酌减。

（四）鳖甲煎丸

1.性状 本品为黑褐色的水蜜丸；味苦、涩。

2.方药组成 鳖甲胶、阿胶、蜂房（炒）、鼠妇虫、土鳖虫（炒）、蜣螂、硝石（精制）、柴胡、黄芩、半夏（制）、党参、干姜、厚朴（姜制）、桂枝、白芍（炒）、射干、桃仁、牡丹皮、大黄、凌霄花、葶苈子、石韦、瞿麦。

3.功能主治 活血化瘀，软坚散结。用于胁下癥块。

4.用法用量 口服，一次3g，一日2~3次。

第八章

肺积（肺结节）验方

1.风翘柴陷汤

（1）方药组成：防风、连翘、瓜蒌、黄芩、清半夏、浙贝母、鱼腥草、丹参、柴胡、夏枯草。

（2）功效主治：祛风清热，散结通络。适用于肺结节属风热侵袭者。

（3）用法：水煎服。

2.四逆苇茎汤

（1）方药组成：柴胡、炒枳壳、赤芍、炒薏苡仁、苇茎、桃仁、夏枯草、郁金。

（2）功效主治：理气化痰，散结通络。适用于肺结节属痰气郁阻者。

（3）用法：水煎服。

3.鳖甲消瘰汤

（1）方药组成：青蒿、鳖甲、玄参、浙贝母、牡蛎、知母、牡丹皮、生地黄。

（2）功效主治：滋阴清热，散结通络。适用于肺结节属阴虚内热者。

（3）用法：水煎服。

4.益气散结汤

（1）方药组成：党参、黄芪、当归、炒白术、陈皮、柴胡、升麻、赤芍、皂角刺、白蒺藜、鸡内金。

（2）功效主治：益气化痰，散结通络。适用于肺结节属气虚痰瘀者。

（3）用法：水煎服。

5.柴姜桂苓汤

（1）方药组成：柴胡、干姜、桂枝、茯苓、桃仁、赤芍、炒薏苡仁、白芥子、炒白术。

（2）功效主治：散寒化痰，活血通络。适用于肺结节属寒痰阻滞者。

（3）用法：水煎服。

6. 温阳散结通络方

（1）方药组成：桂枝、附子、威灵仙、黄芪、白术、当归、川芎、红花、土鳖虫、白芥子、浙贝母、鸡血藤、夏枯草、桑枝。

（2）功效主治：活血化痰，通络散结。适用于肺结节属寒瘀凝结者。

（3）用法：水煎服。

7. 芪银归草散结汤

（1）方药组成：生黄芪、当归、金银花、生甘草、瓜蒌皮、旋覆花、桔梗、川芎、浙贝母、夏枯草、丹参、莪术、白芥子、生牡蛎、海藻。

（2）功效主治：补虚理气化痰，活血软坚散结。适用于肺结节属气虚痰阻血瘀者。

（3）用法：水煎服。

8. 芪红化积方

（1）方药组成：生黄芪15g，太子参15g，麦冬15g，茯苓15g，炒白术15g，炙甘草10g，厚朴10g，鳖甲20g，白僵蚕15g，桃仁10g，红花6g，三棱10g，莪术10g。

（2）功效主治：益气养阴，化瘀消积。适用于肺结节属气阴两虚，瘀血阻滞者。

（3）用法：水煎服。

9. 消瘰丸

（1）方药组成：牡蛎（煅）十两，生黄芪四两，三棱二两，莪术二两，朱血竭一两，生明乳香一两，生明没药一两，龙胆草二两，玄参三两，浙贝母二两。

（2）功效主治：清热滋阴，化痰散结。适用于肝肾阴亏所致瘰疬。

（3）用法：上药十味，共为细末，蜜丸桐子大。每服三钱，用海带五钱，洗净切丝，煎汤送下，日再服。

10. 化痰活血汤

（1）方药组成：夏枯草、海藻、昆布、橘络、丝瓜络、皂角刺、鳖甲、土茯苓、当归、丹参、桃仁、莪术、生牡蛎、瓜蒌仁。

（2）功效主治：化痰软坚，活血破积。用于治疗乳腺、颈下、腋部肿块。

（3）用法：水煎服。

第九章

影响中药药效的因素

为保证治疗肺结节等疾病的效果，需关注中药药效。影响中药药效的因素有诸多方面，包括中药产地、采集时间、贮藏、炮制、煎服、剂量、服用次数、给药途径、制剂、品种等，分别介绍如下。

一、道地中药与中药采集

（一）道地中药

中药包括植物药、动物药和矿物药等，自古以来，中药便讲究"道地"两字。中药材多为特殊的动植物，正是由特殊的地理环境、特殊的光热气候孕育出的具有特殊性质、特殊成分、特殊性能、特殊功效的动植物才能称为道地药材。所谓药材非道地，就好比"橘生淮南则为橘，生于淮北则为枳"，不同的地理环境造就不同的个体。如党参由于产地不同被称为潞党参、文党参和板党参，其药理作用也有所差别，潞党参的降体温作用显著，板党参有一定的镇痛作用，而文党参镇痛作用显著。"南沙参、北党参、东北人参"，以及"藏红花，荷牡丹，毫、杭、怀菊"，无不是以道地药材产地为名。目前，在发展中药材生产方面忽视了中药材特殊生长规律和特殊地理环境，产地变迁，盲目移植造成了中药材质量下降。一些道地药材种植"南移北挪"，严重背离了药材道地的原则，使不适应土壤、气候及不合格的种子、种苗产出的劣质药材进入市场。又如劣质甘草就是因为种植于阴坡土壤中，光照不充分及生长年限不够而造成的。人为地改变环境，促使了道地药材变性，在源头上造成了道地药材质量的下降。

（二）中药采集

中药采集时间甚为重要，如唐代孙思邈名著《千金翼方》中记载："夫药采取，不知时节……虽有药名，终无药实，故不依时采收，与朽木不殊。"民间谚语"当季是药，过季是草""三月茵陈四月蒿，五月六月当柴烧"等亦说明了中药适时采收的重要性。药材采收应按时令季节，不能超前或滞后，才能保证质量最佳。然而在当前中药市场上，受利益牵动，一些非时采收的劣质药材混杂其中，从而影响了整体药材质量。

二、中药贮藏与中药炮制

（一）中药贮藏

中药贮藏保管条件是保证药材质量的关键之一。如贮藏保管不当，药物可发生霉烂变质、走油、虫蛀等现象，直接影响药理作用和临床疗效。所以应选择适宜的堆放场所，如干燥、通风、避免日光直射等。还应注意贵重药材（如人参、西洋参、冬虫夏草等）、芳香类药材（如沉香、肉桂、丁香等）和胶类药材（阿胶、鹿角胶等）的保管。

不同的贮藏时间和温度、湿度，可对药物成分造成明显影响。如小檗碱是中药三棵针的主要成分，经有关实验证明，随着贮藏时间的延长，其提得率逐渐降低。在日光、避光两种条件下贮存3年者，其小檗碱含量分别降低54.1%和39.88%，有效成分损失严重。又如刺五加贮藏时间超过3年或高温（40~60℃）、高湿度（相对湿度74%）、日光照射等条件下贮存6个月，其中所含丁香苷几乎消失殆尽。故药材贮藏不当或保管不善会直接影响药物有效成分的多少，从而影响药效。

（二）中药炮制

中药在应用前或制成各种剂型前都要进行一般或特殊炮炙，药物经过炮炙，其化学成分的"质和量"都会发生改变，药理作用亦随之改变。"玉不琢不成器"，中药材在临床使用前不进行炮制，就不能称为饮片，不仅影响药材临床效果，甚至还会造成某些毒副作用。饮片炮炙是根据中医中药理论，按照中医用药的不同要求以及药物的自身性质，对其进行的各种加工处理并使之达到预期效果。近年来，一些本产于道地产区的药材，却在炮制时将原本优良的加工传统省略或改变，对应该"阴干"的"暴晒"，该"蒸晒"的"生晒"，等等，严重影响了中医处方疗效的有效发挥。

三、中药煎煮与中药剂量

（一）中药煎煮

中药最常用的剂型是水煮煎汤。煎药讲究火候与时间，一般解表药火力需强，时间要短；补益药火力要温和，时间需稍长些。并且在临床常根据药物性质提出"先煎"或"后下"等具体要求。如龙骨、牡蛎宜先煎；大黄、薄荷应后下。附子煎煮时间要求更长，以减少乌头碱的毒性。且个别药物在应用特殊药效时会有特殊的煎煮方法。不同煎煮方法对中药药效具有重要影响。煎煮方法不同，常影响药效或煎液中活性成分的含量。不适宜的煎煮方法，会影响中药汤剂的质量，从而影响临床疗效。

（二）中药剂量

中药剂量的不同可直接影响临床疗效。一般来讲，量小则效小，量大则效大。如活血化瘀类药，量小则行气活血，量大则活血化瘀，甚或破血逐瘀。另外，用量不同，功效亦可改变。如许多药物由于用量不同而表现出不同甚至相反的作用，黄芩小剂量能降压、利尿，大剂量则有升压、抗利尿作用；人参小剂量对中枢有兴奋作用，大剂量则抑制中枢；又如甘草，小剂量（3~6g）应用，主要有调和诸药之功，中剂量（9~15g）则能清热解毒，清肺利咽，大剂量（15~30g）则常用于解毒和治疗腹痛转筋等。即由于剂量不同而表现出不同的药理作用。

四、服用次数与给药途径

（一）中药服用次数

古人云："凡云分再服、三服者，要令势相及，并视人之强弱、病之轻重，以为进退增减。"一日用药二次、三次或多次的方法，自古有之。不同的用药方法，可以产生不同的药理作用。且根据个人体质不同，在服用中药的次数上也应有所不同。而现在临床应用中，不分男、女、老、幼、高、矮、胖、瘦，及病程的急、缓、危、重，统统都是一样的剂量和次数，也造成了中药的药效不如人们所期望的那样效如桴鼓。

（二）中药给药途径

中医疗法不仅仅是运用中药，同样中药不仅仅是口服汤剂。给药途径是直接影响药物疗效的因素之一。因为人体内的不同组织对于药物的吸收性能不同，对药物的敏感性也有差别，药物在不同组织分布、消除情况也不一样，所以给药途径会影响药物吸收的速度、数量以及作用强度。有的药物甚至必须以特定的途径给药，才能发挥某种特定的作用。中药的传统给药途径，除口服外，还有经皮吸收、外用、中药蒸汽吸入、舌下给药、黏膜表面给药、直肠给药等多种途径。现代临床中大部分中药仅限于口服，这样就缩小了中药的使用范围，也在一定程度上限制了中药的临床疗效。

五、中药制剂与中药品种

（一）中药制剂

中药常用剂型包括汤剂、丸剂、冲剂、片剂、膏剂等，随着药学事业及制药工业的不断发展，中药剂型也有了很大改进，中药软胶囊剂、气雾剂、擦剂、膜剂、口服液及栓剂等新剂型已广泛应用于临床，不仅改变了传统的给药方法，还提高了药物疗效，也发现了一些新的作用。无论是中药制剂工艺变更还是中药剂型变更，都会影响中药的药理作用。

（二）中药品种

中药品种从《神农本草经》记载的365种，经历代不断扩充，发展至今已达到1100多种，并且以植物药为主。其中有很多同名异物，因此存在品种混淆的现象，例如将同科同属的几种植物，甚至不同科属的植物作为一种药来用的现象相当普遍。古人很重视这种现象，《本草纲目》中就有"一物有谬，便性命及之"的断言，可见品种错误，不仅治病无效，反而有害。药物的品种对药理作用有重要影响。如江苏、江西金钱草利尿作用显著，无利胆作用；四川金钱草利胆作用显著而无利尿作用；广金钱草既有利尿作用又有利胆作用。

第十章

循证医学与肺积（肺结节）

循证医学（evidence-based medicine，EBM）是近几十年迅速兴起的一门学科，它的出现使临床医学研究和临床实践发生了巨大的变化，由经验医学向循证医学转变是21世纪临床医学的一场深刻变革，也是临床医学发展的必然趋势。

一、循证医学在肺积（肺结节）治疗中的应用

随着EBM的发展，临床医生的行医模式将逐渐由以经验和判断、推论为基础的经验医学向EBM过渡、转化，将在医疗实践中为患者提供最佳的医疗服务。

目前在肺结节疾病的治疗上，西医还是多根据长期的临床经验，按照似乎是公认的惯性的方法去治疗。如采用定期随访观察，以对症治疗、手术、活检为主。这对肺结节的深入研究和治疗的进展都是很不利的。

而中医辨证治疗肺积，却越来越显示出它独特的临床优势。此病在慢性进展期以脾肾阳虚，痰瘀阻络为基本病机特点，早期以脾肾阳虚为主，中期以痰瘀阻络、肺气亏虚为主，晚期以痰、瘀、毒损伤肺络为主。笔者经过几十年临床实践，认为"虚、痰、瘀、毒"四大致病因素导致了肺积的发生，确立了以"董氏金甲散结膏、董氏温阳散结散"为主的中医特色疗法，其原理为健脾温肾，化痰散结，温阳通络，活血化瘀，同时配伍其他八项中医特色疗法，令全国许多患者受益。针对中医特色疗法对肺积的突破性进展，需要积极推动由经验医学逐渐向EBM过渡、转化，为肺积临床治疗决策或者未来的科研决策提供强有力的依据。

EBM强调随机对照试验的重要性。目前为止，随机对照试验仍为国内外医学界公认的对干预措施有效性评价提供最有力支持的研究方法。此方法中还有一个重要的问题是对病例的选择，分期的可比性均需具有客观性与公正性，否则难以得出准确的结论。设计此种研究方案，要求方案的目的必须明确，研究人群的选择、排除、中途退出都应有严格的标准，观察指标必须明朗、具有可测性，生存率应作为金标

准，随访观察的合理安排和统计学方法的设计应用均需要包括在研究方案中。研究方案一旦确定，在整个研究过程中应维持基本不变，当客观上必须进行改变时，一定要提出充分理由和经过详细的论证。

采用EBM的方法进行临床研究，必须"自觉地、准确地、公正地根据现有最好的证据来决定对每一个病例的选择"。实施EBM模式，使临床医生将临床试验的证据融合到日常治疗实践中，改变临床医生的个人习惯和行为，对提高临床肺结节医疗水平将产生重大影响。但临床医生在医疗实践中，如何做到科学证据与具体病例的融合，即普遍性与个性的统一问题，尚需进一步在医疗实践中探讨。

二、循证医学在中医中药防治肺积（肺结节）中的应用

中医学的精髓是辨证施治，它集中体现了中医学对人体生理、病理规律的认识和临床治疗水平，是区别于西医学诊疗体系的一大特色和优势。辨证是论治的前提，证候是疾病过程中某一阶段机体对内外致病因素作出的综合反应，在客观上表现为特定的症状、体征的有机结合，是从整体观出发对疾病内在变化的概括。抓住临床证候这一关键环节开展临床研究，有可能带动临床其他领域的进展，并能推动中医药学的发展。证是证据，候是外观，是病人的临床表现。中医治病先从四诊获得信息、证据，然后再辨证施治。

近几十年来，中医中药治疗肺积的基础理论与医疗实践、临床研究方面有了一定的进展，对肺积的病因病机、分期辨证治疗等方面进行了较多研究，从多数临床研究的文献报道可以看出，中医药治疗本病确实有一定疗效，中医及中西医结合治疗在改善肺积患者临床症状、胸部CT表现和缩小结节方面具有优势，能明显提高患者的生活质量、延长生存时间。

袁铭临证采用苇茎汤合血府逐瘀汤加减治疗炎性肺结节，其认为苇茎汤中苇茎祛湿利肺，桃仁行瘀，瓜瓣及薏苡仁利湿化痰，诸药合用，可有效治疗痰瘀互结之肺部结节，而血府逐瘀汤兼顾气血，升降同用，两方合用，相得益彰，可达活血祛瘀、利湿化痰、软坚散结之效。

据史锁芳教授的研究，肺结节的形成可以归结为内因和外因，其中内因多为肺脾气虚，而外因则多为气郁痰结。因此，治疗肺结节时，应以补益肺脾、疏肝解郁为主，常用的药物有肿节风、香附、矮地茶、炙甘草、山慈菇等。

根据姜良铎教授的研究，肺结节的发病机制主要是肺气亏虚，气滞湿阻，痰瘀凝滞。因此，临床上常用的药物包括赤芍、枳壳、穿山甲、黄芩、枳实等，旨在通

过益肺化痰、理气祛湿、化瘀散结通络等法来治疗肺结节。

朱进看依托中医传承辅助平台对其导师张纾难教授治疗肺微小结节的用药规律进行总结分析，得出其临床治疗原则为补益肺脏、温化浊痰、活血化瘀、疏肝理气，核心药物为桃仁、山慈菇、石斛、黄芪、黄精、牛膝、郁金、仙鹤草、山药、桂枝等。

刘鑫教授在治疗肺结节时采用血府逐瘀汤合桑贝小陷胸汤或温胆汤、连朴饮、苇茎汤等化裁，以豁痰化瘀、解毒散结。

肺积病程较长，常因外感而出现急性加重，导致病情进展，缓解期又因病程不同而表现不同，应采用辨期、辨病程分证论治。散结化瘀为基本治疗，急性期治疗应以祛邪为主，或活血、或祛痰、或解毒散结，兼以扶正固本，如化痰祛瘀兼以益气养阴，尤应重视肺气，可选用三棱、莪术、牡蛎、鳖甲、肿节风、黄芩、牡丹皮、二七、丹参、赤芍、黄芪、太子参、麦冬、玉竹等。

缓解期治疗当扶正祛邪兼举，以培土生金、化痰祛瘀、软坚散结为法，抑制结节发展，促进病情向好，可选用人参、党参、黄芪、太子参、白芍、川芎、当归、茯苓、桂枝、白术、甘草、贝母、僵蚕、桔梗、蝉蜕等。

肺积的病因病机特点是本虚标实，本虚是发病的关键，应以"补肺益气，健脾温肾，化痰祛毒，活血化瘀"作为治疗指导思想。其中补肺益气为基本治疗，化瘀祛痰贯穿治疗的全过程。由于痰饮、血瘀贯穿疾病各个阶段，而且是造成疾病缠绵、病机多变的重要因素，因此在治疗全过程中一定要重视化痰祛瘀的运用。

EBM可广泛应用于中医药临床研究的各个领域，当然也包括肺积的防治。它既是一种新的思维方式，又在这种认识方式下指导临床研究与实践，为其提供科学的方法论。其主要特征是：宽地域（多中心、大批量）、全客观（随机、双盲、安慰剂）、广视角（对预后性指标的关注，如总病死率等，并对其结果评价与再评价）。在我国，EBM正在医学界大范围应用，肺积的临床研究亦应主动运用目前国际上公认的先进的医学科学方法论，积极推广普及EBM的概念，结合现有的实际条件，开展临床诊断试验性、疗效性、病因学性、预后性研究，让EBM在中医药防治肺积中发挥更大的作用。

第十一章

中医药防治肺积（肺结节）研究进展与展望

肺结节是近年来备受社会各界关注的一类特殊病证，广泛地出现在30~75岁的各类人群，一般以吸烟人群高发。由于现今社会家庭压力日益增加，加之女性易多愁善感，目前女性发病率亦显著上升。肺结节是一种影像学上实际观察到的体征，主流观点一般将其视为癌前病变的一种。但肺结节病因复杂，诸多肺部疾病均可以肺组织或气道出现结节样改变为表现，例如结节病，作为一种免疫系统异常所致疾患，以全身性肉芽肿为表现，发于肺脏即为肺结节病，这与日常所见之肺癌相差甚远，治疗大相径庭，临床需要加以鉴别，以免漏诊误诊。肺结节临床表现并无特异性，隐匿性强，早期一般无任何临床表现，一如常人，多于体检或因其他疾病就诊时意外发现，当有明显不适及其他生化指标异常时，多为晚期肺癌，预后差，死亡率高。因此，本病的重点在于早期诊断、早期治疗，先于未发病时而治，符合中医治未病思想。目前西医主要以随访观察为主，必要时予以手术切除，而中医药在慢性病的防治方面拥有明显优势。近年来相关学者对于肺结节的探讨日益增多，目前关于各类肺结节的治疗报道提示，中医药对于该病有良好的防治效果。

一、中医药研究进展

（一）病名归属

随着中医界对肺结节的关注与认识不断提升，当代学者在阐述古代经典的基础上，结合西医学的相关认识，将肺结节与中医相关疾病从病因病机、病理生理、临床表现、流行病学及转归预后等各方面进行比较。在对肺结节中医病名的认识上有所差异。董瑞主任医师认为，肺结节为影像学上发现的客观异常状态，起病较为隐匿，多数患者常于无意间发现，在临床上一般以咳嗽咯痰、胸闷气短、腹胀痞满、神疲乏力等症状来就诊，缺乏典型特征，难以归属于单一病名。在研究总结肺结节临床表现、病理机制以及古代诸多名家医著后，结合胸部CT可以将肺部结节的位置、形状、大小等特征直观地显示出来，指出肺结节病位在肺，闭结成积，一般病史较长，进展缓慢，存在虚实变化，归属于"肺积"范畴符合肺结节的病程特点及发展态势。

（二）病因病机

晁恩祥教授认为，肺积多由内伤正虚所致，基本病机是正虚邪实。正虚表现为正气虚损，阴阳失调，肺、脾、肾三脏的亏虚；邪实表现为痰、瘀、毒等病理产物的滋生聚集。两者贯穿着疾病发展过程的始终，是肺积发生、发展的病理基础和必然结果，亦是本病发生、发展的根本原因。另外，还强调本病与情志因素关系密切，由于肺、肝功能的失司，导致气机郁滞，加之患者内心对肿块、癌病的恐惧，因郁成疾。治疗也应谨守正虚邪实的病机，根据病情侧重扶正或祛邪，不可一味攻伐。

何伟、佟雅婧、胡勇等人以"伏毒入络"理论为基础，认为正虚毒袭为肺积发病的主要病机，其中伏毒为主要病因，伏毒与正气的消长变化贯穿疾病发展全过程，决定疾病预后转归的方向。并且伏毒具有隐匿性、暴戾性、相兼性、善变性、暗耗性等特性，类型包括主要包括烟毒、燥毒、火毒、痰毒、瘀毒、浊毒、风毒等。

（三）治疗

肺结节是近年来随着医学检验技术水平的不断提高，才逐渐走进大众的视野，得到人们的普遍关注。中医文献中尚无关于肺结节的系统论述，其中医治疗也是基于各个医家的临床经验。肺结节的中医治疗应该是建立在中医辨证论治的基础上的。

1.中医内治法

刘小虹教授认为，肺积的病机关键在于正虚、气滞、血瘀、痰结、邪毒内聚肺脏，治疗当立足根本，扶正祛邪，攻补兼施，以化瘀散结豁痰为大法，结合多年经验，配伍扶正益气（太子参、五指毛桃、白术）、宽胸理气（全瓜蒌、郁金、合欢花）、软坚散结（鳖甲、穿山甲、山海螺）、搜剔疏逐（僵蚕、全蝎、蜈蚣、蜂房）之药，最后勿忘顾护脾胃之气。

龚红卫教授治疗肺积以清热药、化痰止咳平喘药、补虚药、活血化瘀药、理气药为主，多用黄芪、麦冬、白术、山药、太子参健脾益肺，陈皮、枳壳、香附理气，柴胡疏肝解郁，桂枝通阳化气，法半夏、浙贝母、苦杏仁、桔梗、川贝母、皂角刺、紫菀、瓜蒌仁等清肺化痰，辅以金荞麦、蒲公英、黄芩等则可清热化痰散结，牡蛎、鳖甲软坚散结，玄参、白花蛇舌草、夏枯草清热散结，厚朴、砂仁化湿健脾，丹参、牛膝、川芎、莪术、鸡血藤等可活血化瘀，干姜、苍术等可增温助化瘀之功。

王胜在治疗肺结节时多用补虚药、清热药、化痰药、利水渗湿药、理气药、活血化瘀药，以白花蛇舌草、石斛、百合、当归、土鳖虫、半枝莲、黄芪、南沙参、茯苓、山慈菇、鳖甲、浙贝母、薏苡仁、枳壳、姜半夏、黄精、党参、猫爪草为主，其中黄芪、党参、当归等药物可补虚，白花蛇舌草、半枝莲、山慈菇等药物有清热解毒之功，浙贝母、猫爪草等可清热解毒，又可化痰散结，再配伍枳壳、半夏等助化痰散结，薏苡仁、茯苓、白术等健脾益肺，化痰除湿，南沙参、黄精、百合、石斛益气养阴，土鳖虫、鳖甲等虫类药物活血逐瘀。

2.中医外治法

中医外治法主要根据是肺结节患者的临床表现及是否合并其他部位的结节，经辨证分型后选取相应的穴位通过针灸、刺络放血、穴位贴敷等方式治疗肺结节。

王翠芳等认为肺结节患者脏腑功能失调，气血运行不畅，故采用背俞穴刺血疗法以疏通经络，调畅气机。具体所选穴位为双侧肝俞、胆俞和脾俞。治疗3个月患者症状缓解，治疗7个月结节消失。

杜娟等采用通补法穴位贴敷治疗痰湿瘀阻型肺癌咳喘患者。贴敷用药：儿茶、血竭、皂角刺、炮附片、麻黄、细辛、白芷等，并用姜汁调糊。具体穴位：中府、膻中、大椎、肺俞、肾俞。疗效甚佳。

在肺结节防治领域，专家、学者已经开展了众多中医药相关研究，探究肺结节病因病机和治疗方案。在患者的治疗过程中，中医中药提供了可靠的干预措施，改善患者症状，提高机体免疫力，并减轻患者的压力和负担。

二、中医药研究展望

随着我国防癌筛查的普及和人们对健康的重视，肺结节的预防无疑成为了目前的热点和亟须解决的问题。中医药防治肺结节的优势，以及发现肺结节之后如何结合肺结节发展阶段和诊疗过程，采取相应的中医药防治措施，需要我们未来进一步去探索。

中医药介入肺结节的全程管理模式，体现在诊断评估、风险预测、内外科治疗及影像学随访四个方面。①建议肺结节患者的评估应由多学科团队进行，包括具有该领域专业知识的呼吸科、肿瘤科、放射科和胸外科中西医医师。多学科评估的目的是评估恶性肿瘤的可能性并确定最合适的治疗方法。②构建纳入舌象、体质等中医元素的肺结节风险预测模型，筛选高危人群，进行风险评定，并开展外部验证，进一步提高模型的准确度及灵敏度，改善当下预测模型的不足。③对于评估显示高风险结节的患者行进一步的侵入性检查或评估后通过手术切除，对不具有手术适应证的患者采用立体定向放射治疗或进行射频消融治疗。该阶段的中医防护治疗可以有效减少手术、放疗、微创治疗并发症，改善症状，提高患者生活质量。④对于评估显示中、低风险的结节，纳入随访队列。在随访阶段发挥中医治疗的优势，通过体质调节、辨证论治等方式，控制或减少肺结节的大小及数目，延缓或消除恶变可能，避免有创检查及治疗。

综合目前肺结节中医诊疗领域现状，仍需进一步开展的工作包括：①运用现代临床诊断技术，根据中医证素（如舌象）标准采集和深度学习的技术方法，建立肺结节"病-证-象"临床标准数据库，分析和挖掘癌前疾病及早期癌症的中医证素特征，构建经过验证的具有高效能、高稳定性的早期癌症预测与识别模型。②依托国内外学会、医疗机构组建肺结节中西医结合诊疗专家协作组织，将目前临床实践中成熟的、原则性、规范化的中医药治疗肺结节的成果、证据进行科学总结，并召集有地域学术代表性的呼吸内科、胸外科、诊断、放化疗、中医、针灸、循证医学、统计学等多学科各专业领域内的知名专家参与论证、评议，形成《肺结节中西医结合诊疗专家共识》，并梳理、明确各阶段具体治疗方案。③设计开展不同治疗阶段前瞻性、多中心随机对照研究，外部验证包含中医元素的风险预测模型信效度，为中西医结合肺结节全程诊疗管理体系和方案提供循证医学证据。

中医药防治肺结节的优势体现在以下几个方面：

（一）增强患者的身体状况，使其耐受治疗

手术是目前肺结节的主要治疗方式，但在临床中体弱及年老的肺结节患者往往会因为身体状况，如合并有多种疾病、营养状况不良等，而难以耐受手术治疗。同时，年龄被认为是肺癌的高危因素之一。因此，老年肺结节患者被认为有更高的概率进展为肺癌，却会因为种种原因，无法进行必要的手术治疗。中医药对于患者身体状态和生活质量的提升效果已被临床证实，故通过中医药治疗改善患者的身体状况，为成功进行手术切除治疗保驾护航，无疑是中西医结合治疗肺结节的一种可能的有效途径。

（二）中医非药物疗法减少术后并发症的发生

手术所带来的并发症也影响着患者的生活质量。肺癌手术及术后的卧床制动往往会引起患者的细支气管闭塞、肺组织容量减少、膈肌运动障碍及手术创伤后遗症

和并发症等，从而导致心肺功能的受损，其中最常见的并发症主要包括乏力、咳嗽和疼痛。然而，许多肺结节患者在发现时，往往处于肺癌早期，因此在术前并没有特异的临床症状。这就意味着，患者在术前无明显不适，却在手术后出现了许多因肺叶切除而产生的并发症，从而影响生活质量。有研究表明，术后患者运用中医非药物疗法，如针灸、中医传统功法等，可促进排痰，缓解疲乏、疼痛等症状，并改善患者的心肺功能以及血液理化指标。因此，对术后患者采用中医非药物疗法，可更好地促进患者术后康复，减少并发症的发生，提高生活质量。

（三）多发性肺结节难以根除，中医药预防肺结节复发

肺结节可根据数量分为孤立性和多发性，多发性肺结节是指肺结节有2个及以上病灶，可以发生在肺叶的任何位置，并且每一个肺结节可能处在不同的进展阶段，选择全部切除多发性肺结节可能会引起肺功能的过度损伤，而选择切除部分肺结节则有可能延误其他未切除病灶的治疗。患者也会因为担心自己的肺结节术后复发，而产生心理焦虑。此前，中医药预防肺癌术后患者的复发转移已经取得了良好的效果，这表明中医药在预防肿瘤上具有重要的作用和优势，将肺结节研究聚焦在预防肺结节复发上，无疑具有广阔的前景和必要的现实意义。

（四）单纯中医药治疗逆转肺结节发生发展

手术所导致的肺叶切除，不仅会出现并发症，且如果肺结节复发，患者将面临无法再次进行切除手术，承受巨大心理压力。在美国国家综合癌症网络（NCCN）肺癌筛查指南中，专家建议强调了医患共同决策（SDM）的重要性，意味着肺结节，尤其是体积较小肺结节的手术，须征求患者的同意。但我们在临床中发现，许多患者对手术持恐惧态度，不愿接受手术治疗。因此，若我们能发挥中医药"治未病"的优势，不仅可以提高患者的生活质量，减少不必要的医疗干预，还能显著地降低我国治疗肺癌和肺结节的医疗负担。有研究表明，中医药干预可通过多种细胞信号通路调控免疫功能、细胞周期及诱导凋亡等，从而发挥延缓肺结节发生发展的作用，这些均显示了中医药对于肺结节及肺癌防治的有效性。

（五）重视中医情志疗法

近年来，生活质量与精神心理相关性研究愈发受到临床医师的重视。有研究表明，肺结节患者存在不同程度的心理障碍，多数肺结节患者常表现为焦虑、紧张、抑郁等。"七情之病者，看书解闷，听曲消愁，有甚于服药者矣"，因此，针对肺结

节患者的积极宣教、人文关怀是十分有必要的。可采用中医情志疗法如五音疗法、顺意疗法等，都可以取得较好的效果。

中医作为拥有漫长历史的中国传统医学，以整体观念和辨证论治作为指导思想，以"治未病之病、治欲病之病"为理念，运用中医药的独特优势进行治疗，调节机体气血阴阳，达到机体内外环境平衡，可有效控制、缩小肺结节，缓解患者的临床症状，还可以预防肺结节癌变，防止病情进一步进展与恶化。因此中医药治疗肺结节是我国传统医学的一大优势。

第十二章

肺积（肺结节）中西医结合治疗科学之路

一、中医与西医的优势

西医学在治疗肺结节（中医称为肺积）方面有很多种有效的方法，但是任何一种治疗方法都不可能适用于所有的患者，因此在临床实践中主张不同患者要区别对待，这样才能取得医患满意的治疗效果，这完全符合中医辨证论治的治疗法则，亦即同病异治。在指导中医临床诊断的理论方面，辨证思维是中医的主要思维方式，充分体现了疾病现象与本质的内在联系，普遍性与特殊性相结合。

中医和西医研究的对象是相同的，目的是一致的，尽管思维和方法上有所不同，但其本质和属性是一样的，它们之间存在着统一性和内在联系，是可以结合的。它们有着共同的客观基础，能够在相互结合中形成更全面、更符合客观规律的认识。

中西药联合治疗是在中西医理论指导下，结合现代中西医研究的新成果，选用相应的中草药和西药进行治疗的方法。它既不排斥西医的病因治疗、对症处理等，也不否认中医的辨证施治，克服了西药和中药的某些副作用及不足之处，使临床疗效大幅度提高，是现代中西医结合临床治疗疾病的主要特征之一。

中医和西医各有自己的优势，但也都有其不足之处，中西医结合，取长补短，互相促进，是发展我国独特医药科学的一个重要途径和必然趋势。中医和西医也各有其不同的思维方法，如西医的医学观是采用哲学的分析方法，它的基础大部分是建立在物理学、生物学、生理解剖学等的实验研究之上，因此对人体构造和生理病理变化了解得更详细、更具体、更明确，不足的是对整体的理解不够。中医的医学观是从整体、变化和系统中观察人体生理、病理现象，它的理论充满着自发辩证法和朴素唯物论的思想，常用的方法是归纳综合、类比演绎等逻辑思维方法。但是从历史和发展的观点看，中医药的发展还是相对缓慢的，如果不将现代科学与中医相结合，势必阻碍中医现代化的发展。而西医的不足正是中医的长处，中医的短处则正是西医的长处。西医学在向复杂系统研究发展的时候，有必要从中医学直观所得的复杂系统规律理论中求得启发和借鉴。

中医学将在与西医学结合的过程中，去掉原始、粗糙的外壳，并逐渐充实以精确的、现代科学的描述。事实上这既是中医学的现代化，也是西医学的向前发展。

现代肺结节的研究表明，治疗肺结节不应只着眼于局部，更要重视整体。既要应用局部的治疗手段，又要强调在整体上提高机体免疫力，这两者的结合和兼顾是提高肺结节治疗效果的关键。肺结节的发生，不单纯是局部原因，还有整个机体的免疫功能低下。西医学虽然在局部控制病灶方面已经形成了一套相对完整的方法，但是关于提高机体免疫力的方法却相对贫乏，而恰恰在这一点上，中医学在整体理论和临床实践方面有着明显的优势，更有着西医学无法代替的独到之处。

关于中医药治疗肺结节的优势，现总结如下。

（一）缩小肺结节

肺结节的大小及其变化是临床上判断是否为早期肺癌，以及进行临床决策的重要参考指标。国内外指南中均建议，直径小于8mm的肺结节，如在6个月后的随访中发现无明显变化，即可建议患者进行年度CT平扫检查；反之则需建议患者进行有创操作以判断肺结节的性质。一项纳入187例肺结节患者的研究显示，益肺活血、化痰散结法能够缩小肺结节最大径面的体积（总有效率为37.43%）；同时一项纳入243例肺结节患者的随机对照研究显示，越鞠丸方可以缩小肺结节患者的最大结节体积，总有效率为37.93%。

（二）减轻肺结节患者的症状负担

在传统的认知中，肺结节患者被认为无明显的症状和体征，但随着人们生活节奏的加快和健康保健意识的提高，调查显示，被发现有肺结节的患者，有着沉重的心理负担和某些躯体功能障碍。再者，肺结节患者大多先前有不良的生活方式，因此这类人群在躯体功能上也往往具有不适症状。满君等对45例辨证为三焦瘀滞证的肺结节患者予四逆散合升降散干预，研究结果显示，6个月后患者多项躯体功能的不适症状明显改善。

（三）改善肺结节患者的体质状况

中医体质是指人体生命过程中，在先天禀赋和后天获得的基础上所形成的形态结构、生理功能和心理状态综合的、相对稳定的固有特质。依据目前的研究结果，结合笔者的临床工作发现，肺结节患者多数并无严重或特殊的症状，患者体质大多以不良的生活方式导致的气虚或阴虚为主，但也由于及时发现，病邪并未深达入里，从而证候不显。在临床工作中，亦可借助中医体质学说，予以相应的中医药干预，以解决肺结节患者的体质失衡状态。

（四）降低肺结节的恶性概率

肺结节恶性概率模型，主要包括Mayo模型和国内提出的Brock模型，现已广泛运用于临床和科研领域。被认为是除肺结节大小外，能够更好量化肺结节癌变数值的途径之一，并且恶性概率综合考量了多方面因素，如毛刺征、吸烟史等，可能比肺结节大小能够更为全面地评估患者状态和确定临床决策。有随机对照研究显示，中医辨证施治，依据理气解郁、化痰、养阴散结等治则所开具的方药均具有可以降低肺结节恶性概率的治疗效果。

（五）改善肺结节微环境

在既往研究中，研究者们大多关注疾病本身，对其所处的微环境研究较少。随着近年来免疫细胞相关研究的开展，越来越多研究者认识到疾病的发生发展与微环境密切相关，这也为中医防治肺结节的发生发展提供了崭新视角。中医改善肺结节微环境的"整体性""平衡性""多系统""多靶点"等特性正逐渐成为关注的热点。有研究对86例肺结节患者采取益气养阴类中药干预，研究结果显示，益气养阴类中药具有延缓肺癌高危肺结节发展及早期肺癌发生的潜在作用。通过动物实验发现其机制可能为：①通过对细胞免疫因子TGF-β水平的调控，起到延缓肺癌高危肺结节发展及早期肺癌发生的作用；②通过p53依赖AKT/NF-κB信号传导通路抑制肺癌细胞增殖；③促进肿瘤凋亡蛋白表达，预防肺癌发生。

二、中西医结合的科学之路

中医治疗肺结节是我国传统医学的一大优势，中西医结合是我国独创、独有、独特的医学体系。大量的医学研究实践，无论是临床研究，还是基础研究，都表明中西医结合对许多疾病特别是对某些疑难疾病的治疗确实有巨大的优势和潜力，其临床治疗效果优于单纯的中医或单纯的西医治疗。

西医治疗手段一般是定期随访观察，以对症、手术、活检为主。中医学认为，肺结节的发生，是人体阴阳失调的表现。因此在治疗上主张"谨察阴阳所在而调之，以平为期"。治疗原则包括：①双向调节；②整体调节：中医治疗以人的整体治疗为目标，采用各种调控方法，力争把整体功能调节到和谐的程度，提出了"以和为贵，以通为顺，以稳为健"的基本治疗法则；③自我调节：中医治疗疾病十分重视精神治疗和情志调整，强调"三分用药，七分调养"；④功能调节：中医治病，首先以恢复或增强患者自身功能为目的，调整机体内部抗病潜力。这些原则和基本方法在帮助肺结节患者恢复过程中确有十分重要的作用。

中医辨证论治肺结节的研究不断深入，董瑞主任医师从事临床肺系疾病研治四十余年，诊治两万余例肺结节患者，认为肺结节发病属本虚标实，本为脾、肾、肺等诸阳气不足，标则为痰、瘀、毒病邪互结，认为"虚、痰、瘀、毒"四大致病因素导致了肺结节的发生。以补肺益气，健脾温肾，化痰祛毒，活血化瘀为治疗原则，依据临床经验总结出董氏金甲散结膏、董氏温阳散结散等验方，对治疗肺结节具有很好疗效。中医辨证论治通过平衡阴阳、调和气血、化痰散瘀等，在抑制结节生长、降低结节恶性风险、改善患者症状、缓解患者焦虑情绪等方面取得了显著的疗效。

中西医结合诊疗模式是中国独有的诊疗方式，数十年的中西医结合模式的实践与探索已经证明了中西医结合之疗效优于单一医学模式，中西医不能互相代替，而应优势互补。借鉴肺癌中西医结合规范化、阶段化诊疗体系，延续中医药治疗在肺癌手术康复、疼痛管理、放射性毒性管理中的经验，拓展和前移中医药减毒增效的作用，形成中西医结合肺结节全程诊疗管理体系，可在不同治疗阶段，发挥中医、西医不同优势，优化诊疗效果。

因此，在今后中西医结合科学发展中，应将中西医结合治疗肺结节纳入到诊疗规范中，使广大肺结节患者受益。当代中医人应为弘扬我国独创、独有、独特的中西医结合医学而努力奋斗。

（董瑞　董莹　陈茜　徐杰达　谭喜兰　李壮花　刘颖利　李小利　刘苹）

中篇

参考文献

［1］李壮花，梁建平，董瑞.董瑞教授治疗肺结节经验介绍［J］.中医临床研究，2024，16（8）：59–63.

［2］乔玉，奚肇庆.肺结节的中医认识浅析［J］.中国民间疗法，2022，30（22）：7–10.

［3］周禄荣.《黄帝内经》"结"病机在积聚类疾病中的演化规律研究［D］.沈阳：辽宁中医药大学，2023.

［4］胡家蕊.肺结节患者中医体质状态研究［D］.北京：北京中医药大学，2022.

［5］李双蓉.肺结节患者中医体质类型分布的研究［D］.天津：天津中医药大学，2023.

［6］刘彧杉，张晓梅，姜良铎，等.益肺活血化痰散结法治疗187例肺结节临床观察［J］.中华中医药杂志，2020，35（2）：992-994.

［7］郑岚，杨俊姝，王鹏.王鹏教授对肺结节病的中医病因病机初探［J］.广西中医药，2021，44（1）：41-43.

［8］曲璐，董莹，刘丽.治阳虚方艾草三仙汤组方的文献依据［J］.中国当代医药，2023，30（32）：24-27.

［9］刘志勇，游卫平，简晖.药膳食疗学［M］.北京：中国中医药出版社，2017.

［10］李灿东，方朝义.中医诊断学［M］.5版.北京：中国中医药出版社，2021.

［11］孙秋华，刘建军.中医护理学基础［M］.2版.北京：人民卫生出版社，2022.

［12］国家药典委员会.中华人民共和国药典：2020年版（一部）［M］.北京：中国医药科技出版社，2020.

［13］钟赣生，杨柏灿.中药学［M］.5版.北京：中国中医药出版社，2021.

［14］李冀.方剂学［M］.10版.北京：中国中医药出版社，2017.

［15］黄帝内经·素问［M］.北京：中国医药科技出版社，2016.

［16］张仲景.伤寒论［M］.北京：中国医药科技出版社，2016.

［17］张仲景.金匮要略［M］.北京：人民卫生出版社，1963.

［18］蔡光元.冯毅主任治疗肺结节临床经验总结［D］.武汉：湖北中医药大学，2021.

［19］张湖德，单丽娟，王存芬.中医自学百日通［M］.北京：人民军医出版社，2009.

［20］袁晓，姜宁.葛琳仪运用"清化"法治疗肺结节经验［J］.浙江中西医结合杂志，2021，31（1）：1-3.

［21］汤俊，吴文虎，倪卫祖.阳和汤治疗轻中度疼痛膝关节炎临床疗效探讨［J］.中国现代药物应用，2014，8（11）：149-150.

［22］李勇华，杨勤.穿破石、石见穿、穿山龙研究概况［J］.实用中医药杂志，2014，30（9）：889-892.

［23］黄晶晶，钟瑞熙，朱荣火，等.《金匮要略》鳖甲煎丸研究进展［J］.辽宁中医药大学学报，2022，24（4）：15-19.

［24］易洁梅.肿节风的药理研究及临床应用新进展［J］.实用药物与临床，2011，14（6）：523-525.

［25］花娇娇，耿晓桐，刘琦.猫爪草化学成分及药理作用研究进展综述［J］.品牌与标准化，2023（3）：112-114.

［26］王冬，张翔宇，邵莹莹，等.中药泽漆及其复方制剂抗肿瘤药理作用与临床应用研究进展［J］.天津中医药，2023，40（3）：402-408.

［27］满君，张晓梅，闫宏.四逆散合升降散治疗三焦郁滞肺结节45例临床观察［J］.中华中医药杂志，2020，35（8）：4275-4277.

［28］王会，金平，梁新合，等.鸡内金化学成分和药理作用研究［J］.吉林中医药，2018，38（9）：1071-1073.

［29］王楠，顾笑妍，吴怡，等.鸡内金的临床应用及药理作用研究概况［J］.江苏中医药，2021，53（1）：77-81.

［30］曹玲，崔琳琳，孙艳，等.威灵仙的药理作用及其机制研究进展［J］.药物评价研究，2022，45（11）：2364-2370.

［31］孙禹，梁伟.浙贝母的化学成分、药理作用及临床应用研究进展［J］.特产研究，2022，44（1）：87-92.

［32］金杰，肖湘.王不留行的化学成分、药理作用及临床应用研究进展［J］.中国药物经济学，2022，17（4）：124-128.

［33］窦景云，于俊生.夏枯草药理作用及临床应用研究进展［J］.现代医药卫生，2013，29(7)：1039-1041.

［34］郭筱玲，曹晓天.肿节风制剂的药理研究和临床应用［J］.中国药业，2006（1）：73-75.

［35］易洁梅.肿节风的药理研究及临床应用新进展［J］.实用药物与临床，2011，14（6）：523-525.

［36］黄礼闯，赵梦亭，桑夏楠，等.三棱-莪术药对化学成分及药理作用研究进展［J］.中华中医药杂志，2021，36（11）：6612-6616.

［37］刘莉，王凤云，韩亮.中药猫爪草的研究进展［J］.广东药科大学学报，2020，36（1）：140-144.

［38］花娇娇，耿晓桐，刘琦.猫爪草化学成分及药理作用研究进展综述［J］.品牌与标准化，2023（3）：112-114.

［39］徐冲，商思阳，刘梅，等.僵蚕化学成分和药理活性的研究进展［J］.中国药房，2014，25（39）：3732-3734.

［40］刘勇，张彩虹，谢普军，等.皂角刺化学组成及药理活性应用研究进展［J］.生物质化学工程，2023，57（2）：89-98.

［41］杨静，郑艳青，刘静，等.冬瓜子的研究进展［J］.中药材，2014，37（9）：1696-1698.

［42］张笃超，李湘奇.运动损伤康复学［M］.北京：人民军医出版社，2008.

［43］陈绪奇.岐黄三法合一治疗肿瘤210例临床观察［J］.中国中医药现代远程教育，2010，8（23）：14-15.

［44］陈青红，李军.中医伤科方药手册［M］.北京：人民军医出版，2009.

［45］沈洁.振动排痰仪对老年肺部感染病人排痰效果的观察及护理对策分析［J］.临床医药文献电子杂志，2018，5（4）：134-135.

［46］郭刚.肺纤维化患者的日常调养［J］.药物与人，2006（11）：58-59.

［47］蔡金波.糖尿病四季疗法［M］.北京：人民军医出版社，2007.

［48］刘文婷.浅谈间质性肺疾病的护理体会［J］.临床医药文献电子杂志，2019，6（71）：110.

［49］王敏，陈学玲.中医穴位刺激联合振动排痰在危重病人肺部护理中的应用［C］.中国中西医结合学会第八届虚证与老年医学专业委员会、中国老年学和老年医学学会中西医结合分会、江苏省中医药学会老年医学专业委员会2019年学术年会论文集，2019：2.

［50］施洪飞，方泓.中医食疗学［M］.北京：中国中医药出版社，2021.

中篇

［51］高长玉，常惟智.药性歌括四百味评注［M］.北京：人民军医出版社，2011.

［52］王军伟.玉屏风散加味治疗自汗疗效确切［J］.北方药学，2014，11（11）：46-47.

［53］程锁明，王航宇，李国玉，等.中药白僵蚕的研究进展［J］.农垦医学，2012，34（5）：443-448.

［54］高天舒，倪青.桥本甲状腺炎病证结合诊疗指南［J］.中华全科医学，2024，22（3）：361-367.

［55］刘城鑫，李泽云，余润佳，等.肺结节的中医诊治思路综述［J］.中医肿瘤学杂志，2021，3（2）：85-89.

［56］汪严，郑彩霞，于盼.郑彩霞辨证治疗肺结节经验［J］.河北中医，2023，45（11）：1765-1769.

［57］马敏怡，吴秀田.浅析影响中药疗效的因素［J］.兵团医学，2020，18（1）：59-60.

［58］于振春.影响中药药理作用的几项因素［J］.养殖技术顾问，2012（2）：222.

［59］王国强，房吉祥，马艳芹，等.影响中药饮片质量因素分析［J］.中国现代中药，2012，14（12）：56-58.

［60］张卫红，吴文博，蔡建丽，等.中药剂量的特点与量效关系浅析［J］.河北中医，2014，36（8）：1222-1223.

［61］李鑫.基于援药理论"制何首乌-虎杖"治疗脑小血管病的临床研究［D］.济南：山东中医药大学，2018.

［62］徐振晔.循证医学与肺癌治疗［J］.中西医结合学报，2003（2）：151-154.

［63］王奕鸣，李丽莎，聂林，等.应加强医学院本科肿瘤学教育［J］.南京医科大学学报（社会科学版），2013，13（3）：279-282.

［64］陈斌冠，赖晶红，陈长娟.循证医学的临床运用［J］.医学文选，2002（1）：103-107.

［65］龙静，董莉，刘蓉，等.我国循证医学信息资源建设和利用研究文献综述［J］.中华医学图书情报杂志，2013，22（1）：5-8.

［66］王吉耀.循证医学现代医学的新思潮［J］.中国处方药，2002（7）：75-77.

［67］李东升，邵素玲.循证医学——临床医学的新概念［J］.承德医学院学报，2004（1）：86-87.

［68］李强，郑小莉.如何正确开展临床诊断性研究［J］.循证医学，2002（3）：184-188.

［69］李强.如何正确开展临床诊断性研究——诊断试验研究设计的基本原则［J］.中国全科医学，2006（2）：170-171.

［70］王吉耀.诊断试验与循证医学［J］.中国医师杂志，2002（5）：451-453.

［71］袁静.视疲劳综合征相关发病因素的循证医学研究［D］.长春：吉林大学，2006.

［72］李强，杜冠辉.如何正确构思临床病因研究类论文［J］.中国全科医学，2006（10）：860-862.

［73］金卫东，马永春.循证精神病学［M］.北京：人民军医出版社，2010.

［74］吴一龙.肺癌临床研究的方式、方法、方向［J］.医学与哲学，2000（3）：2-6.

［75］吴一龙，杨学宁.循证医学与临床研究［J］.循证医学，2001（1）：1-4.

［76］陈雨，李媛，庞皓玥，等.肺结节的中医药治疗及临床研究进展［J］.现代中西医结合

杂志，2022，31（24）：3491-3495.

［77］彭玉华.特发性肺间质纤维化中医药治疗思路与方法［J］.中医药学刊，2003（10）：
1774-1775.

［78］林素英.浅谈循证医学与中医辨证论治［J］.贵阳中医学院学报，2004（4）：1-2.

［79］高敏佳.基于数据挖掘的朱佳教授治疗肺结节的经验研究［D］.南京：南京中医药大学，
2022.

［80］王亨利.解表扩络汤治疗孤立性肺实性结节（痰瘀互结型）的临床研究［D］.济南：山
东中医药大学，2022.

［81］石雪芹.基于数据挖掘技术对王胜主任关于肺结节中医辨证论治的研究［D］.合肥：安
徽中医药大学，2023.

［82］黎雪，刘硕，王学谦，等.中医药防治肺结节的优势及思考［J］.中国中医基础医学杂
志，2023，29（11）：1814-1817.

［83］谭可欣，郑佳彬，张旭，等.中医药在肺结节全程管理中的优势及展望［J］.中医杂志，
2022，63（14）：1388-1393.

［84］黎雪，刘硕，王学谦，等.中医药防治肺结节的优势及思考［J］.中国中医基础医学杂
志，2023，29（11）：1814-1817.

［85］陈悦邦.益气养阴化痰祛瘀法治疗中晚期胃癌的研究［D］.南京：南京中医药大学，
2007.

［86］阮广欣.益气养阴方延缓早期肺癌发生发展的临床研究及机理探讨［D］.上海：上海中
医药大学，2019.

［87］吴勉华，石岩.中医内科学［M］.5版.北京：中国中医药出版社，2021.

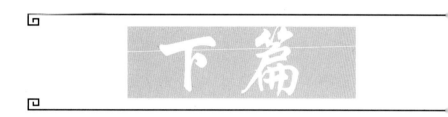

下篇

第一章

董氏治疗肺结节学术思想与临证经验

一、董瑞：血脉传承潜心研究"肺结节与肺癌"四十载

2023年5月5日，世界卫生组织宣布："新型冠状病毒感染大流行紧急状态结束。"历时3年之久的"新冠"暴发流行终于画上了句号。

但是，"新冠"灾难造成的后遗症却随之而来。过去鲜为人知的肺结节开始走入人们的视野，肺结节检出率倍增，这种新型冠状病毒感染后的异常情况，引起了医疗部门高度警惕和社会各界的广泛关注。

在这种严峻形势下，一个人和一所医院，出现在了人们的视野中，他们历史性地走进了防治肺结节的前沿舞台。

这个人就是第十三届全国政协委员、民盟中常委、首都名中医、国务院特贴专家董瑞。这所医院就是董瑞主任医师创建的北京康益德中西医结合肺科医院。

董瑞主任医师和他的医院之所以引人注目，是因为董瑞主任医师40多年来血脉传承，潜心研究探索"肺结节与肺癌、肺纤维化与尘肺病、哮喘与慢阻肺"以及近年来的"新冠病毒感染与长新冠"肺系八病的防治，积累了50多万的临床病例，总结出了"十大方术"，树立起了"十大品牌"。将血脉传承、创新开发的"董氏消瘤方"，运用到肺结节的临床实践中，使肺结节的缩小、消退率达到了39.46%。

疗效就是中医药生命线。

全国各地的肺结节患者不约而同涌入了北京康益德中西医结合肺科医院，董瑞主任医师个人的肺结节患者日接待量突破百人，年门诊量超1万多人次。

（一）百年家传老方推陈出新

董瑞主任医师是第十三届全国政协委员，作为一名医药卫生界的代表，牢牢记住了总书记的嘱托："怀救苦之心、做苍生大医"。

抗击新型冠状病毒感染疫情3年，董瑞主任医师始终冲在一线，他每天坚持6：30到医院，亲自接诊感染患者；安排布置"抗疫"工作，把"大明星"康养医院提供给怀柔区作为隔离观察点；围绕中医药抗击新型冠状病毒感染积极建言献策，提交提案48件，《关于建立国家中医药重大疫情防治体系建设的提案》被评为第十三届全国政协优秀提案，荣获"北京市抗击新冠肺炎疫情先进个人"。

在与"新冠"病魔抗争的同时，董瑞主任医师想得更多、看得更远，他把目标锁定在了疫情带来的疾病防治和管理上，迅速地调整了医院的医疗重点和防治方向，率领北京康益德200多名医务工作者，坚定地走在了防治"肺结节、肺癌"的前方。

这是用心血、意志、担当，在病魔和人民生命之间，建立起的一道坚强的防线。

1.血脉相传董氏消瘤方

早在20世纪80年代，董瑞主任医师从亲叔叔董万英教授手里接过家传一百多年的"董氏消瘤方"，他感到既兴奋又有缺憾，责任和追求交聚在一起，这是他内心真实的感受。兴奋的是前人留下36味药组成的"董氏消瘤方"针对积聚、噎膈、瘿瘤、瘰疬、痰核等40多种肿瘤类疾病，积累了数以千计的病例，在京津冀民间有着良好的口碑。缺憾的是"董氏消瘤方"组方庞大、毒性药较多、君臣佐使并不清晰。如何在当今，将这一疗效确切、毒性药众多的家传药方继承下来并发扬光大呢?

2.攻研肺结节与肺癌

董氏消瘤方源于民国初期，记载的病例多为肿瘤类疾病，董瑞主任医师从家传的上万病例中归纳总结并进行疗效分析，确定"肺结节与肺癌及甲状腺结节、乳腺结节、子宫肌瘤"等为"董氏消瘤方"的主攻方向，明确了董氏消瘤方治疗疾病的范畴。

3.确立"肺结节与肺癌"病因病机

董瑞主任医师查阅了秦汉以来的有关积聚等疾病的中医防治资料，把"肺结节与肺癌"归为肺积范畴。以《黄帝内经》"阴阳平衡"的理论为基础，以"病机十九条"为切入点，以"阳不化气、阴成形""正气存内，邪不可干"为突破点，确定了肺结节防治的体质学说与情志学说。病机："本"为脾肾阳虚，痰、瘀、毒内生，肝气郁滞，气与痰、瘀、毒互搏，"标"为痰、瘀、毒损伤肺络，特点为正虚与痰、瘀、毒损伤肺络贯穿发病全过程。

4.确立"肺结节与肺癌"治疗大法

确定了肺结节与肺癌的病因病机后，董瑞主任医师开始对家传的"董氏消瘤方"进行基础数据分析，发现附子、肉桂、干姜、白芥子、人参、白术、鳖甲、三棱、猫眼草、猫爪草、鼠妇等具有大热、补气、软坚散结、攻毒等特性与功效。经过反复的临床研究及推敲验证，确定了"温阳、散结、扶正、祛邪、疏肝、逐瘀"的治疗大法，从而将董氏消瘤方分解、重组，衍生出了治疗肺结节的"董氏金甲散结膏"和治疗肺癌的"董氏温阳化结膏"两个方剂，填补了"董氏消瘤方"病因病机的空白与治疗大法的缺失，创新了"董氏消瘤方"，推出了肺结节防治"六个一"。

（二）"董氏二膏"成为肺结节与肺癌克星

"董氏金甲散结膏"和"董氏温阳化结膏"的诞生，是董瑞主任医师为治疗"肺结节、肺癌"做出的特殊贡献，得到业界的广泛关注和肯定，于2023年6月获得"中国药学发展奖临床医药研究奖（突出成就奖）"。

董瑞主任医师是中医主任医师、首都名中医、享受国务院政府特殊津贴专家、世界中医药学会联合会中医膏方专业委员会创始会长、北京市首届复合型中医药学术带头人、国家中医药管理局"十二五"肺病重点专科学术带头人、中国中西医结合学会呼吸病专业委员会副主任委员、中国民间中医药协会副会长兼中医冬病夏治专业委员会主任委员，他的学术成就和医学成果独树一帜，同时担任民盟中常委、第十三届全国政协委员等多项社会职务。

"董氏金甲散结膏"和"董氏温阳化结膏"研制成功，为董瑞主任医师增添了对抗"肺结节、肺癌"病魔的利器。

董瑞主任医师亲自主持学术研发，发表了"董氏金甲散结膏辨证施治147例肺结节疗效分析"等学术文章，将"董氏金甲散结膏"应用到肺结节临床治疗中，累计诊治肺结节及各类结节病3万余例，肺结节的缩小、消退率达到了39.46%，受到肺结节患者的普遍赞誉。

董瑞主任医师从"董氏消瘤方"中拆分衍生出治疗肺癌的"董氏温阳化结膏"，总结出了温阳化结通络、疏肝理气通络、宣肺散结通络及软坚散结通络之治疗法则，实现了辨病、辨证、辨体质的"三位一体"。2020年7月，康益德医院与中国中医科学院医史文献研究所合作开展的《温阳化结膏（散）治疗肺积古代文献与临床研究》科研课题正式立项。康益德医院设有肺结节与肺癌专业病床100张，对晚期肺癌及其他晚期肿瘤患者，董瑞主任医师提出"中医膏方内服、膏药外敷、针灸"等综合治疗方案，大大减轻了晚期肿瘤患者的痛苦，提高了生活质量和生存率。

董瑞主任医师为防治"肺结节与肺癌"殚精竭力，呕心沥血。为了掌握"肺结节与肺癌"的第一手材料，了解和掌握患者发病、患病、康复情况，40年来，董瑞主任医师坚持每周3天出诊、查房从未间断，单日门诊量超过百人。同时，还在中国中医科学院广安门医院、贵州毕节、北京门头沟、江苏常州等地设立"肺结节预防与治疗"工作室。

疫情开始后，肺结节检出率显著增加，董瑞主任医师迅速开展肺结节专科门诊和临床治疗工作，运用创新研制的"董氏金甲散结膏"，辅助埋针、艾灸、情绪疏导和药膳食疗等综合疗法治疗肺微小结节、肺小结节，形成了中西医深度融合防治肺结节的"董氏方案"，取得了良好的效果。

"董氏金甲散结膏"和"董氏温阳化结膏"防治"肺结节与肺癌"的临床效果，不但得到了患者的广泛认可，而且得到了多位院士与国医大师的鼎力支持，对中医药防治"肺结节与肺癌"起到了引领作用。

（三）国内首创肺结节全周期管理

董瑞主任医师防治肺结节的又一项重大举措是让女儿董莹辞去中国中医科学院广安门医院的工作，回到北京康益德肺结节防治团队，在国内率先建立起肺结节全周期管理方案，为全国各地肺结节患者提供全周期健康管理服务。

董莹，硕士研究生，主治医师，世中联中医膏方专业委员会秘书长。自幼受中医药文化熏陶和父亲董瑞主任医师学术思想影响，从小接触中医学"四小经典"和"四大经典"，怀救苦之心，立志做苍生之大医而步入杏林，以优异成绩考取了北京中医药大学中医内科（肿瘤专业）7年制本硕连读专业，既有传统中医家传教育经历，亦完成了中医最高学府的高等教育，成为集传统中医与现代院校教育相结合的复合型中医药人才。硕士毕业后，于中国中医科学院广安门医院呼吸科、中医皮肤美容科工作10年，期间得到了广安门医院副院长、著名肿瘤专家李杰教授，著名中西医结合呼吸病专家李国勤教授及李光熙教授，著名皮肤病专家崔炳南教授精心指导，在诊治肺结节与肺癌等肺系疾病、皮肤科疾病及中医美容方面积累了丰富临床经验。

董莹回到北京康益德中西医结合肺科医院，被北京市中医药管理局指定为"董瑞主任医师学术传承人"，担任医院科研院长和肺结节首席研究员，创建了智能化的"肺结节全周期管理方案"，全面对肺结节进行科研攻关和全程预防、治疗、康复管理，把肺结节疾病的治疗管理前伸后延到未病预防、已病治疗、后期康复等全过程，使肺结节患者得到全周期治疗服务，提高肺结节的治疗效果。

董莹不负众望，带领"北京康益德中西医结合肺科医院肺结节专病攻关课题组"和"康益德肺结节全周期管理方案"团队，全力开展肺结节的科研攻关和防治管理工作，完成了"董氏金甲散结膏辨证施治938例肺结节疗效分析"，启动了"董氏金甲散结膏辨证施治480例肺结节临床疗效观察"等多个肺结节科研项目，将"从体质调理入手，改变肺结节在人体内生存、生长的整体环境"等新理论应用于临床实践，使肺结节消退、缩小有效率达到了39.46%。董莹带领的科研团队，还将国际先进影像学技术与中医学理论相结合，对肺结节临床诊疗进行了全新的探索，创立了"汤剂＋膏滋方＋膻中穴埋针＋艾灸＋药膳食疗＋情绪疏导"之中西医深度融合防治肺结节综合疗法，制定了"早期筛查＋中医辨证施治＋恶化外科手术＋术后中医调理"之肺结节治疗全周期管理方案。同时，董莹还担任了《疗效是中医药生命线》等书主编。

董莹的加盟助力增强了康益德医院治疗肺结节团队的力量，实现了董瑞主任医师治疗肺结节"三代血脉相传"的夙愿：董瑞主任医师从叔叔董万英手里接过初始的"董氏消瘤方"，对方剂推陈出新，明确病因病机、确定治疗范畴，主攻"肺结节与肺癌"，提高临床疗效，在理论上和实践上实现了重大突破。董莹从父亲董瑞手中接力，运用现代医学手段和技术，全方位开展"董氏消瘤方"治疗肺结节的科研工作，使"董氏中医"防治肺结节水平跃上一个新的高度，进入科学研究和高端开发应用阶段，"董氏消瘤方"血脉传承，探索出了中医药传承创新模式。

"董氏消瘤方"这一家传秘方，经过董瑞、董莹两代人创新改造，使更多"肺结节与肺癌"患者从中受益。

（四）树牢"疗效第一"核心理念

"疗效是中医药生命线"是"董氏中医"核心价值观，人人恪守，代代相传。

2022年，董瑞主任医师又出版了医学专著《疗效是中医药生命线》，全面、系统地阐述了董氏中医"疗效是中医药生命线"的核心思想，使治疗"肺结节、肺癌"做到了有章可循、有法可依。

《疗效是中医药生命线》一书总结了董氏中医100多年来的行医实践，结合董瑞主任医师40多年关于"肺结节、肺癌"的研究，系统、明确地叙述和规范了什么是"好中医、好药材、好中药、好疗效"。

"疗效是中医药生命线"成为北京康益德中西医结合肺科医院医德和医疗准则。董瑞主任医师和北京康益德中西医结合肺科医院视疗效为中医药生命线的守诚，得到了肺结节、肺癌患者和社会的一致好评。

董瑞主任医师是著名的中西医结合专家，他主推利用中西医结合的方法治疗肺结节和肺癌，依托医院拥有的德国西门子128排高分辨率CT（1mm）、飞利浦彩超等专业检查设备，将国际先进影像学技术与中医学理论相结合，对肺结节临床诊疗进行了全新的探索，建立了肺结节"早期筛查评估、中医辨证施治、外科手术干预、术后预防复发、肺癌晚期关怀"的"全周期"管理方案。对于在肺结节早期筛查和临床中医诊治过程中发现的肺结节呈现恶性征象或具备手术指征的患者，肺结节全周期管理办公室开通与北京三甲医院肿瘤外科的医疗绿色通道，实施外科手术干预治疗，为患者提供对接就诊联系和交通等服务，方便患者及时进行手术。在手术后，为预防肺结节再生，董瑞主任医师针对"肺结节阳虚质、肺结节气虚质、肺结节痰湿质、肺结节血瘀质和肺结节气郁质"五种易发体质，提出运用"中医辨证施治"与"中医膏滋方""艾灸""冬病夏治""冬病冬防""药膳食疗"等综合治疗、调理，可达到肺结节术后防复发、术后体质调理等目的。

"放眼国际，追求一流"是董瑞主任医师奋斗的理想和志向。

在董瑞主任医师的中长期规划中，北京康益德中西医结合肺科医院对于"肺结节、肺癌"的诊治达到国际先进水平，实现科研攻关、临床与药品研发一体化，打造设备高端、人才一流的高水平医院，形成中西医深度融合防治呼吸系统疾病的医疗体系，在国内外树立"高、精、尖、强"的肺科品牌，朝着"百年康益德"目标迈进。

攻克"肺结节、肺癌"的路途还很遥远，"肺结节、肺癌"防治还在路上。

董瑞主任医师的前方，目标却越来越近，也越来越清晰，他的"中医"愿望也定将变成现实。

二、董瑞：千里之堤，毁于蚁穴，健康从"结节"抓起

近年来肺结节检出率的倍增，引发了"结节"热。几乎所有肺结节患者都伴有不同程度的甲状腺结节、乳腺结节、肝肾囊肿、前列腺结节、子宫肌瘤与囊肿、胃肠息肉及淋巴结肿大等。"结节与癌变"更是不想谈，又避不开的话题。每天出诊既能看到结节消退或缩小后欢喜的面容，还要面对"结节"的恶变：肺结节一旦出现大小的倍增、周边毛刺、分叶、胸膜牵拉及混合影，应高度警惕癌变可能；甲状腺结节超声四类以上，乳腺结节出现钙化灶等均需要进一步完善诊断；对肝肾囊肿、前列腺、胃肠息肉病灶，更应进行专业诊断。

"结节"虽小，但也可能会对健康造成大影响，肺癌、肝癌、乳腺癌、前列腺癌、肠癌、胃癌、子宫癌这些癌变，"结节"是共同起点。因此健康应从"结节"抓起：早筛查、早诊断、早干预、早治疗，已成为中西医防治肿瘤的共识。

康益德肺科医院围绕"结节"下功夫，组建了肺结节专家团队与肺结节影像会诊中心，并探索甲状腺结节、乳腺结节、子宫肌瘤、肝肾囊肿、前列腺结节等超声会诊；开通三甲医院手术绿色通道；提出了肺结节等结节病"三阴体质"学说与

"情志"学说；创立了"董氏金甲散结膏＋董氏平吉茶＋董氏桃白羹＋艾灸＋埋针＋通络操"肺结节中医防治方案，即"六位一体"董氏综合方案；建立"结节"术后防复发方案；确立了科研与科普方案，集全院之力投入"结节"的防治。千里之堤，毁于蚁穴，"结节"虽小，却堪称肿瘤之源，健康从"结节"抓起！

三、董氏温阳散结法治疗肺结节的经验

摘要： 董师在临床诊疗中，认为肺结节是阴阳失衡的产物，主张从体质调理入手，改变肺结节在人体内生存、生长的整体环境。提出"虚、痰、瘀、毒"损伤肺络为肺结节核心病机。临床运用温阳散结、化痰活血通络之法，自创温阳散结汤治疗肺结节，临床疗效满意。本文对温阳散结法治疗肺结节经验进行总结。

关键词： 肺结节；肺积；温阳散结；阳虚体质

肺结节是指肺内直径不大于3cm的类圆形或不规则形病灶，影像学表现为密度增高的阴影，可单发或多发，边界清晰或不清晰。其中直径小于5mm的肺结节为微小结节，而直径介于5~10mm的肺结节为小结节。肺结节的成因较为复杂，大多数患者并无特殊症状，随着体检筛查、低剂量CT的普及化，肺结节的检出率逐年增加。相关研究表明，健康人群经胸部CT检查出肺结节的概率高达14.0% ~35.5%。

董师是首都名中医，享受国务院政府特殊津贴，为国家中医药管理局"十二五"肺病重点专科学术带头人，北京市中医药管理局首届复合型中医药学术带头人，从医40余载，擅长中西医结合防治肺结节、肺癌、慢阻肺、肺纤维化与尘肺病等肺系疾病。他认为随着肺结节检出率的提高，尤其在微小结节与小结节患者复查随访的临床观察期间，或肺结节已经明确性质并进行手术切除后，患者承受巨大的心理压力，甚至出现恐慌，此时给予中医药治疗，能够减轻患者的心理负担，调整患者的体质，进行早期的肿瘤预防与干预，在肺结节确诊恶性肿瘤患者术后及放化疗后予中药干预，可提高患者生存质量。肺结节是西医学名词，董师认为其可归属于中医学"肺积"与"瘀证"范畴。

1 病因病机

1.1 阴阳失衡是肺结节发病的根本原因

董师认为肺结节是由于阴阳失衡而产生的。阴阳失衡，是指阴阳之间失去协调平衡的病理状态。指机体在疾病的发生、发展过程中，由于各种致病因素的影响及邪正之间的斗争，导致机体阴阳两方面失去相对协调平衡，形成阴阳的偏胜、偏衰、互损等病理状态。导致肺结节阴阳失衡的致病因素有三，外因为风、寒、暑、湿、燥、火六淫及疫疠之气；内因为喜、怒、忧、思、悲、恐、惊七情；不内外因为痰、瘀、毒等代谢之邪及外伤、虫咬等。《医宗必读》有云："积之成者，正气不足，而后邪气踞之。"由此可见，正气亏虚，邪气踞结，是诸积证发病的基础。

1.2 虚、痰、瘀、毒是肺结节发病的核心病机

董师认为，"虚、痰、瘀、毒"四大致病因素导致了肺积的发生。肺结节患者素体阳虚，阳虚化气功能减弱，无力推动、运化水谷精微之气，气机不畅，气不行津则聚而为痰，气不运血则停而为瘀，痰淤胶结化火成毒，致使人体产生痰、瘀、毒致病之邪，痰、瘀、毒等病理产物互结，损伤肺络，聚积而成形。加之患肺结节人群精神压力大，长期精神紧张，悲思伤及肝脾，肝气郁结，肝脾不和，痰、气、瘀互结加速肺结节的发病。肺结节病位在肺，但涉及脾、肾、肝三脏，病因病机以肺、脾、肾阳虚，肝气郁结为本，痰、瘀、毒损伤肺络为标，本虚标实。

2 诊疗特色

2.1 倡导执中致和，燮理阴阳的辨治核心

《素问·生气通天论》曰："阴平阳秘，精神乃治，阴阳离决，精神乃绝。"阴阳之间的协调平衡，保证了人体物质之间、能量之间的生化代谢，保证人体生命活动有序进行。阴阳是万物的本源，阴阳动态变化，阴平阳秘，则邪不可扰；阴阳失调，则百病侵袭。《素问·阴阳应象大论》云："阳化气，阴成形。"阳化气不足，阴成形太过，治疗当从阴阳而论。阳气是指气中具有温煦、推动、兴奋、升发作用的部分，是促使人体生理功能正常发挥及抗御外邪的主要力量。阳虚通常表现为阳气温煦能力与推动能力等不足，故出现阳虚阴盛的临床表现，以及气滞、血瘀、痰凝的病理变化，最终发展为肺积。董师认为治疗肺结节的关键是调整"阴阳失衡"之状态。而阳虚是肺结节产生的根本原因，在治疗肺结节的过程中应重视温阳法的使用。基于肺结节本为阳虚，进而因虚致实形成实质性病灶的认识，运用温阳以补其本的方法，提出温阳法是治疗肺结节的关键。

2.2 突出治病求本，调理体质的辨治特色

中医体质的分类多参照中华中医药学会于2009年公布的《中医体质分类与判定表》，将体质分为平和质、阴虚质、阳虚质、气虚质、湿热质、血瘀质、痰湿质、气郁质、特禀质9种体质类型。许多学者对经影像或病理学诊断的肺结节患者进行中医体质辨识，发现肺结节患者体质有明显的偏颇倾向，以气虚质、阳虚质、气郁质为主，兼见痰湿质、血瘀质、阴虚质等。早期肺结节临床症状一般不明显，董师认

为多数肺结节患者有"九种体质"的变化，常见有气虚质、阳虚质、气郁质、血瘀质、痰湿质，亦有两三种体质合并者。董师主张从体质调理入手，改变肺结节在人体内生存、生长的整体环境，可在一定程度上阻遏肺结节的生长，减少结节恶变概率。肺结节防治关键点是调整阴阳失衡的体质，使之尽可能达到"平和质"，"阴平阳秘"，则肺结节自消自化。

2.3 强调标本兼顾，温阳散结的治疗大法

肺结节患者若处于阳虚质、气虚质、气郁质等状态，临床常见平素怕冷、手足不温、疲乏倦怠、气短、自汗、食欲不振、大便溏泻、腰酸膝软及烦躁失眠等症状，同时可见舌淡胖，边有齿痕，脉沉细等。人体肺、脾、肾阳气不足，痰、瘀、毒病邪内生，加之肝气郁结，痰、瘀、毒之邪就有了凝聚犯肺的机会，而成结节。使用温阳法治疗，使阳气得以生化，肺结节阴形得消，佐以化痰通络、软坚散结、解毒利湿之法，使人体恢复"阴阳平衡"的"平和质"状态。董师自创温阳散结汤治疗肺结节，临床取得较好疗效。温阳化结汤是专为调整阳虚质、气虚质、气郁质、血瘀质、痰湿质五种体质并存的肺结节而设，由熟地黄、生麻黄、白芥子、炮姜、鹿角胶、桂枝、茯苓、牡丹皮、赤芍、皂角刺等20余味药组成，依君臣佐使之原则而立方，全方由温阳补血、散寒通结的"阳和汤"及温经散寒、活血通络的"桂枝茯苓丸"加减化裁。方中以温肾助阳之品为主，在整体上调整脏腑功能以治本；活血化痰散结之药为辅，在局部消除痰、瘀、毒等致病因素，达到治标的目的。全方攻补兼施，标本兼治，从而达到治疗结节的效果。

3 验案举隅

验案1：卢某某，男，50岁，2019年10月5日初诊。

主因"体检发现肺结节1周"就诊。患者1周前常规体检发现肺结节，胸部CT示右肺上叶微小结节灶（肺窗IM21），直径约4.6mm。刻下：偶有咳嗽、咳痰，不易咳出，怕风怕冷，手足不温，受凉后腹胀，纳眠可，二便调。舌暗，苔白微腻，脉沉细。

西医诊断：肺结节；中医诊断：肺积（肺气不足，脾肾阳虚，痰、瘀、毒损伤肺络）。

治疗以温阳散结，化痰通络，益肺止咳为法，方用"温阳散结汤"。

处方：熟地黄30g，生麻黄5g，肉桂5g，炒白芥子8g，炮姜5g，连翘20g，蝉蜕12g，炒僵蚕12g，柴胡12g，枳壳10g，鹿角胶（冲服）6g，薏苡仁30g，浙贝母20g，茯苓20g，甘草10g。14剂。

二诊（2019年10月19日）：服药2周后患者诉咳嗽、咳痰明显减轻，受凉后腹

胀症状减轻，仍感怕风怕冷，手脚发凉，纳眠可，二便调。舌暗，苔白微腻，脉沉细。上方加夏枯草20g，桑叶20g，14剂。

后患者每半个月复诊，用药在上方的基础上稍作调整，至2020年1月3日，共服药3个月，患者诉无明显不适，复查胸部CT：两侧胸廓对称，两肺野清晰，肺纹理走行自然，支气管系统通畅，两侧肺门结构清晰，纵隔内未见肿大淋巴结。胸部CT未见肺部结节。

按语：该患者症状轻微且结节较小，考虑结合体质进行治疗。患者症状见畏风怕冷，手足不温，系平素阳气不足。肺气不足，驱动无力，津液气血阻塞肺络，肺络不通。《瘟疫论补注》言："阳气愈消，阴凝不化，邪气留而不行。"痰浊、瘀血等阴翳之邪日久胶结，互化成毒，阻滞肺络而成结节。《景岳全书·积聚》曰："凡脾肾不足及虚弱失调之人，多有积聚之病。"肺结节多是由脾肾阳虚、肺气不足引起。机体阳虚为本，痰湿、瘀血实邪凝聚为标，虚实夹杂，宜采用温阳散结法治疗，予自拟温阳散结汤。方中熟地黄、鹿角胶、肉桂、炮姜、白芥子、生麻黄温阳化气，使痰、瘀、毒所化之结节随气而散，随血而消，浙贝母化痰散结，僵蚕、蝉蜕通络散结，柴胡、枳壳疏肝理气，茯苓、薏苡仁健脾祛湿。患者坚持服药3个月后结节消失，且随诊半年未复发。

验案2：孙某某，男，47岁，2022年6月5日初诊。

主因"咳嗽、气短1个月"就诊。刻下：咳嗽、气短，活动后明显，乏力，怕冷，饮食可，睡眠可，二便调。舌暗红，苔薄腻，脉沉弦。查胸部CT提示肺气肿，多发肺大疱，右肺尖陈旧病灶，右下肺钙化灶；肺结节：右肺上叶一小结节影（肺窗IM32），直径6mm，右肺中叶可见微小结节（肺窗IM50），直径约4mm。

西医诊断：肺结节、肺气肿、肺大疱；中医诊断：肺积（肺气虚，脾肾阳虚，痰、瘀、毒息积肺络）。

治则：温阳散结，健脾益肾，止咳化痰，活血通络。

处方：熟地黄30g，生麻黄5g，肉桂5g，炒白芥子8g，炮姜5g，醋鳖甲（先煎）40g，肿节风30g，醋三棱10g，醋莪术10g，猫爪草30g，穿破石20g，茯苓20g，甘草6g。7剂，水煎服，日3次，每日1剂。

二诊（2022年6月13日）：患者咳嗽减轻，活动后气短，饮食可，睡眠可，二便调。舌淡红，苔薄腻，脉沉细。原方加北柴胡10g，14剂，水煎服。

三诊（2022年6月2日）：患者仍有咳嗽，晨起明显，气短较前明显减轻，饮食可，睡眠可，二便调。舌淡红，苔薄腻，脉沉细。猫爪草加为40g，加橘络10g，白术10g，连翘20g，14剂，水煎服。

患者随后每14日复诊，在上方基础上进行调整，服药3个半月后复查胸部CT提示右肺上叶可见一小实性结节影（肺窗IM33），直径约4mm，右肺中叶可见微小实性结节影（肺窗IM49），直径约2mm。检查结果示肺结节较前变小。后继宗此方随证加减服用。

按语：该患者素有肺疾，肺之抗邪能力降低，兼之外邪在肺部相对薄弱的部位停聚，从而发为肺部结节。董师认为该患者平素肺气不足，脾肾阳虚，致痰、瘀、毒互结，日久难消。诊其与自拟温阳散结汤脉证相应，病机相合，故处方温阳散结汤加减，在温阳补益肺肾的同时加强软坚散结类药物的应用。方中熟地黄、肉桂、炮姜、麻黄补肾助阳，并重用鳖甲、肿节风达到散结之效，三棱、莪术活血化瘀。董师临床常用猫爪草与穿破石、夏枯草与浙贝母等大量化痰散结通络之品，辅以茯苓、白术健脾利水。董师认为治疗肺结节常以3个半月为1个疗程，该患者服药1个疗程后结节病灶明显缩小，仍需坚持服药1到2个疗程巩固疗效，期间定期复查胸部CT。

下篇

4 小结

近年来，随着人们生活方式的改变和生活工作压力的升高，肺结节的检出率越来越高，因部分有癌变可能，而引起广泛的关注。中医药治疗肺结节，在控制结节增长、防止恶变、避免手术风险等方面起到了积极的作用。董瑞主任医师治疗肺结节主要从整体状况来看局部病变，以体质分析联合辨证论治，发挥中医药特色优势，达到阴阳平衡、症状缓解、体质增强的功效，临床疗效显著。

（董莹 李小利 董瑞）

四、董氏金甲散结汤辨证施治147例肺结节疗效分析

摘要：目的：回顾性总结董氏金甲散结汤治疗肺气不足，脾肾阳虚，痰、瘀、毒互结型肺结节病例的临床疗效。方法：147例肺结节患者使用董氏金甲散结汤加减口服治疗3个半月，总结治疗前后肺部结节大小、患者症状以及中医证候积分的变化情况，用统计学方法对结果进行分析。结果：治疗后肺部结节最大直径较治疗前减小（$P < 0.05$），中医证候积分较治疗前明显降低（$P < 0.05$）。比较治疗前后肺部结节的最大直径变化，其总有效率为39.46%；比较治疗前后中医证候积分变化，其总有效率为80.27%。结论：董氏金甲散结汤对肺气不足，脾肾阳虚，痰、瘀、毒互结型肺结节有一定的疗效，可缩小肺部结节，对症状改善亦有显著效果。

关键词： 肺结节；肺气不足；脾肾阳虚；痰瘀毒互结；疗效分析

肺结节（pulmonarynodules，PN）是指影像学表现为直径≤3cm的局灶性、类圆形、密度增高的实性或亚实性肺部阴影，可单发或多发，边界清晰或不清晰。按大小可以被认为是早期肺癌表现形式之一。

在我国，部分地区肺结节发病率高达30.62%，吸烟、高龄及恶性肿瘤家族史均是其危险因素。早期肺结节难以采用无创的方式对其性质进行评估，故多采用定期影像学复查随访，由于病程较长，不仅会给患者带来焦虑、抑郁情绪，影响其正常工作及生活，且失去早诊断、早治疗的意义。董师对肺结节的病因病机有独到见解，其学术思想可用以指导对肺结节患者进行早期中药干预，延缓疾病进展，缓解患者焦虑情绪。

在中医古籍中尚未发现肺结节相关资料记载，研究整理近年来国内外相关中医文献，多数中医研究者认为根据肺结节聚之有形，固定不移的病理特点以及症状表现，可将肺结节归属于中医学"肺积（息贲）""积聚""肺痹""痰核""咳嗽""喘证"等疾病范畴。

董师总结多年临床经验，以中医"病证结合"思想为指导，提出"虚、痰、瘀、毒"为肺结节的病理关键，认为其病机为肺气不足，脾肾阳虚，痰、瘀、毒互结肺络，专研出自拟方董氏金甲散结汤，应用于肺结节的临床治疗，疗效颇佳。课题组在前期对本病长时间的随访管理过程中，发现进行中医药干预，能有效改善肺结节患者临床表现和生活质量，调整其体质偏颇，控制肺结节的发展，降低肺结节恶变的可能，实现"未病先防，既病防变"的诊疗目的。

基于以上认识，本研究回顾性总结董氏金甲散结汤加减对147例肺气不足，脾肾阳虚，痰、瘀、毒互结型肺结节病例的临床疗效。

1 资料与方法

1.1 一般资料

病例来源于2022年1月至2023年1月在北京康益德中西医结合肺科医院门诊就诊的147例肺结节患者，中医辨证为肺气不足，脾肾阳虚，痰、瘀、毒互结。

1.2 纳入标准

①符合《中国肺部结节分类、诊断与治疗指南（2016年版）》中的诊断标准；②年龄≥18岁；③所有患者均接受胸部CT检查；④中医证型均为肺气不足，脾肾阳虚，痰、瘀、毒互结。

1.3 排除标准

①有精神疾病或认知功能障碍者；②对处方中药物过敏者；③合并妊娠者；

④存在肝、肾功能障碍，或合并严重心脑血管疾病等；⑤自主停药导致临床资料、数据不全者。

1.4 治疗方法

对所有符合纳入标准的肺结节患者，给予董氏金甲散结汤加减进行治疗。基础方：鳖甲、肿节风、猫爪草、穿破石、石见穿、茯苓、桂枝、党参、白术、鸡内金、乌梅、僵蚕、威灵仙、夏枯草、王不留行、甘草。加减法：实性结节者加皂角刺、山慈姑，磨玻璃结节者加白英、蒲公英。并在治疗期间随症进行加减。用法：水煎服，每日1剂，分早、中、晚3次服用。均连续治疗3个半月。

1.5 观察指标

（1）影像学观察：通过对肺结节患者服用中药前后的影像学检查结果进行对比，观察结节有无增长、减小或消除，以判断疗效。具体判断标准如下：

临床治愈：胸部CT示肺部结节消失；

显效：胸部CT示肺部结节缩小，最大直径缩小率≥50%；

有效：胸部CT示肺部结节缩小，50%＞最大直径缩小率≥25%；

无效：胸部CT示肺部结节缩小，最大直径缩小率＜25%。

疗效指数计算：疗效指数=（治疗前肺部结节最大直径–治疗后肺部结节最大直径）/治疗前肺部结节最大直径×100%。

总有效率=（临床治愈例数+显效例数+有效例数）/总例数×100%。

（2）比较治疗前后患者怕冷、手足不温、疲乏倦怠、气短、自汗、食欲不振、大便溏泄、腰膝酸软及烦躁失眠等症状情况。对肺结节患者的临床症状进行评分，以0、1、2、3分依次对应无、轻、中、重。疗程结束后，以尼莫地平法对治疗前后的总分进行计算，得到疗效指数，以疗效指数评价临床疗效。

疗效指数=（治疗后总分–治疗前总分）/治疗前总分×100%。

具体疗效评定标准：疗效指数≥75%为临床控制；50%≤疗效指数＜75%为显效；30%≤疗效指数＜50%为有效；疗效指数＜30%为无效。

1.6 统计学方法

应用SPSS 20.0软件进行统计分析，计数资料以n（%）表示，采用χ^2检验；计量资料以$\bar{x}\pm s$表示，采用t检验。$P<0.05$表明差异有统计学意义。

2 研究结果

2.1 基本资料

选取2022年1月至2023年1月在北京康益德中西医结合肺科医院门诊就诊的147例肺结节患者，中医证型为肺气不足，脾肾阳虚，痰、瘀、毒互结。其中男性53例，女性94例；年龄为21~81岁，平均（57.01±10.97）岁；肺结节直径为2~20.8mm，平均（7.59±4.83）mm.

2.2 治疗效果分析

2.2.1 患者治疗前后肺部结节最大直径对比

147例肺结节患者中，有58例患者治疗后肺部结节最大直径有效缩小，具体见表1。

表1 患者治疗前后肺部结节最大直径对比（$\bar{x}\pm s$）

	例数	肺部结节最大直径	t	P
治疗前	58	7.545±5.245	8.364	<0.001
治疗后	58	3.843±3.078		

2.2.2 患者肺部结节最大直径治疗效果

147例肺结节患者规律口服董氏金甲散结汤加减3个半月后，有58例患者的肺部结节最大直径缩小达25%，总体肺部结节最大直径缩小总有效率达39.46%。具体见表2。

表2 患者肺部结节最大直径治疗效果［n（%）］

例数	临床治愈	显效	有效	无效	总有效率
147	10（6.8%）	15（10.2%）	33（22.44%）	89（60.54%）	58（39.46%）

2.2.3 患者治疗前后中医证候积分对比

147例肺结节患者规律口服董氏金甲散结汤加减治疗后的中医证候积分较治疗前明显降低，且差异有显著统计学意义。具体见表3。

表3 治疗前后中医证候积分对比（$\bar{x}\pm s$）

	例数	中医证候积分	t	P
治疗前	147	19.878±6.173	18.417	<0.001
治疗后	147	10.619±4.653		

2.2.4 患者中医证候治疗效果

根据治疗后147例患者怕冷、手足不温、疲乏倦怠、气短、自汗等症状变化情况，总有效率达80.27%。具体见表4。

表4 患者中医证候治疗效果［n（%）］

例数	临床控制	显效	有效	无效	总有效率
147	19（12.93%）	52（35.37%）	47（31.97%）	29（19.73%）	118（80.27%）

3 讨论

对于难以定性、西医主张随访的肺结节，中医提倡"未病先防、既病防变"，即使肺结节恶性程度较低，也应高度重视。调理体质偏颇，中药干预必不可少。应发挥中医药整体调节、辨证论治的优势。

董师认为"虚"及"痰、瘀、毒损伤肺络"是肺结节产生的重要病机。肺结节患者多会出现平素怕冷、手足不温、疲乏倦怠、气短、自汗、食欲不振、大便溏泻、腰酸膝软及烦躁失眠等症状，同时见有舌淡胖，边有齿痕，脉沉细等。人体肺气不足，脾肾阳虚，痰、瘀、毒病邪内生，而成结节。董师自创董氏金甲散结汤治疗肺气不足，脾肾阳虚，痰、瘀、毒互结之肺结节，其由鳖甲、肿节风、猫爪草、穿破石、石见穿、茯苓、桂枝、党参、白术、鸡内金、乌梅、僵蚕、威灵仙、夏枯草、王不留行、甘草等组成。方中以温肾助阳之品为主，在整体上调整脏腑功能以治本；活血化痰散结之药为辅，在局部消除痰、瘀、毒等致病因素，达到治标的目的。全方攻补兼施，标本兼治，从而达到治疗结节的效果。

147例肺气不足，脾肾阳虚，痰、瘀、毒互结型的肺结节患者经规律口服3个半月董氏金甲散结汤加减治疗后，临床治愈10例，显效15例，有效33例，无效89例，总有效率为39.46%。肺部结节的最大直径较前明显缩小（$P < 0.05$）。说明董氏金甲散结汤对肺气不足，脾肾阳虚，痰、瘀、毒互结型肺结节患者的干预治疗在一定程度上是有效的。治疗后147例肺结节患者中医证候积分较治疗前明显降低（$P < 0.05$），临床控制19例，显效52例，有效47例，无效29例，总有效率为80.27%。可见董氏金甲散结汤对肺结节患者临床症状有改善效果，这在一定程度上减轻了由症状给患者带来的身体上和心理上的一些负担，并且提高了患者的生活质量。

综上所述，董氏金甲散结汤能够缩小肺部结节，改善临床症状，降低中医证候积分。董氏金甲散结汤对肺气不足，脾肾阳虚，痰、瘀、毒互结型肺结节的治疗效果肯定，具备进一步深入研究的意义和临床应用价值。

（董莹　李小利　徐杰达　董瑞）

下篇

第二章

肺积（肺结节）养生与康复

一、自然养生

自然养生又称自然疗法，是利用自然环境中各种因素和物质来激发人体抗御、治疗疾病能力的方法。在《淮南子·修务训》中就有记载："神农……尝百草之滋味，水泉之甘苦，令民知所辟就。"自然疗法主要借助日光、空气、泉水、森林等大自然资源，具有简便易行、疗效明显、无副作用、实用性强的特点。肺积（肺结节）患者在有条件的情况下，应多体验自然养生疗法对恢复健康的有益之处。下面介绍几种常用自然疗法。

（一）日光疗法

中医学对此早有认识，如《素问·四气调神大论》在论及养生方法时指出："无厌于日""必待日光"。朱丹溪在《格致余论》中说："天非此火不能生物，人非此火不能有生。"这些都阐明了日光对人体的作用。现代认为可利用日光中紫外线的生物化学作用和红外线的温热作用来治疗疾病。紫外线对人体有许多有益作用，如能刺激体内免疫系统，提高机体防御功能；能使血管扩张，促进血液循环，增强新陈代谢，改善局部营养状况。红外线的温热作用，可进一步促进血液循环，刺激骨髓造血，增强人体的抗病能力。

（二）空气疗法

又称空气浴，空气是人类赖以生存的基本物质之一。人体通过呼吸，吐故纳新，排浊摄清。中医学有"清气入则五脏得养"，"呼吸清和，可以延年"等观点。现代认为使人体接触不同气候环境下的新鲜空气，可达到预防疾病的目的。空气的多种物理性质，如温度、湿度、气流，对人体都是有作用的。空气中含有带正、负电荷的离子。含负离子的空气进入人体后，能改善神经系统、心血管系统和呼吸系统功能，调节新陈代谢，从而提高人体抵御风、寒、暑、湿、燥、火六淫之邪的能力，达到抗病的目的。

（三）雨水疗法

一场雷雨过后，人们会感到空气格外清新，精神振奋。为什么呢？原来，空气中的气体分子在雷电的作用下，被解离成带负电荷的负离子和带正电荷的正离子，雷雨过后，空气中的负离子迅速增加，此时空气中的灰尘、细菌等也随着雨水一并落在地面，空气被洗涤一新，这就是雨过天晴后人们感到空气清新、精力充沛的原因。空气中的负离子通过呼吸道进入肺脏，再穿过肺泡进入血液，到达全身各处，有益于人体的健康。

（四）森林疗法

现代研究显示，借助森林中的负离子和其他有益因素可提高人体的免疫力，使人们的心情舒畅，对放松身心、治疗疾病十分有益。森林疗法的功能主要包括：①环境净化；②缓解压力；③促进新陈代谢；④改善睡眠质量；⑤增强抗病能力。

（五）泉水疗法

泉水疗法分为饮用或外浴泉水，能对人体身心健康起到促进作用。我国人民运用温泉浴摄生保健的历史是很久远的，两千多年前的《山海经》中就有关于温泉的记载。李时珍在《本草纲目》中对我国600多处矿泉进行了记录和分类，记述其不同作用。他将当时的矿泉分为硫黄泉、朱砂泉、雄黄泉、矾石泉、砒石泉等。现代研究认为，泉水外浴对人体产生的影响，是泉水的温度、pH、压力及所含化学成分综合作用的结果。

二、中医中药

肺积（肺结节）中医中药治疗途径包括内治和外治两个方面，可根据肺积（肺结节）的特点、性质及病之虚实等，分别采用内治、外治或两者相结合的治疗方式。

（一）中医中药内治

针对肺积（肺结节）中医辨证以虚实夹杂为主的特点，采用具有补养脏腑、调和气血、通络散结等功效的方剂进行治疗，如：①补益肺气，治以麦门冬汤，多用于长年吸烟，肺气不足，年老体虚或气阴两虚者；②调畅气血，治以桂枝茯苓丸，主要用于气滞血瘀，瘀血阻络者；③通络散结，治以阳和汤、鳖甲煎丸，适用于气滞痰阻血瘀，肺络不通者。

此外，目前单味中药如猫爪草、泽漆、鳖甲、夏枯草、蒲公英等植物药经实验研究发现有抗肺结节的作用。

（二）中医中药外治

常用的药物外治方法有熏、洗、蒸、贴、敷、熨等。应用时可根据辨证选用不同的药物和方法，亦可根据辨证需要，将几种方法结合起来应用。

三、穴位敷膏

穴位敷膏是中医学的独特疗法之一，又称膏药疗法，在我国历史比较悠久。现代对膏药的制法、用法及作用机制等均进行了深入研究，临床上得到广泛应用。

（一）穴位敷膏作用

穴位敷膏是中药外治法的一种，是中医疗法的重要组成部分，膏剂是中医五大药物剂型——"丸、散、膏、丹、汤"之一。穴位敷膏治疗使外治药物经患者的体表，借助经络发挥其行气祛瘀化痰，散结通络的功能。

（二）穴位敷膏原理

现代医学研究发现，穴位敷膏可以调节体内自主神经功能，激发和调整免疫功能，从而增强抗病能力，并达到防治疾病的目的。

（三）穴位敷膏操作重点

应注意治疗的部位、时间、药物成分及操作步骤等：①根据患者的病情，选择相应的穴位。常用穴位包括天突、膻中、神阙、大椎、肺俞等。②时间选择一年中阳气鼎盛的时间，即"三伏"每伏的第一天。③中药选择辛温补阳之药，如用细辛、甘遂各15g，白芥子30g，共研细末，生姜调汁成糊，敷于直径3cm油纸上，外用胶布覆盖。此为"冬病夏治"之法。意在激发阳气、经气，使机体阳气充盛，而提高机体免疫力，达到扶正祛邪，治病求本的目的。④按照《针灸技术操作规范第9部分：穴位贴敷》中的操作步骤与要求完成整个过程。

（五）穴位敷膏特点

①疗效显著、收效迅速；②简单易行、给药方便；③安全可靠、无毒副作用；④经济实惠、资源丰富、易于推广。

四、耳穴针刺

（一）耳穴针刺作用

耳穴针刺是中医疗法的重要组成部分，指应用毫针刺激耳穴以达到治疗目的的一种方法。这种穴位针刺可起到行气、调血、通络和增强免疫力等多种效应，从而达到治疗疾病的目的。

（二）耳穴针刺原理

现代医学研究，如循经感传、"气至病所"，以及同位素示踪等研究，均证实经络的客观存在，并证明经络不是神经，也不是血管。耳部与经络有着密切的联系，12 条经脉直接或间接地上达于耳，与耳相通。《灵枢·口问》记载："耳者，宗脉之所聚也。"人体任何一处发生病变，都可通过经络反映到耳部有关耳穴上来，据此可协助诊断；通过对相关耳穴的刺激，又可使通往病灶的经络之气血畅通，以推动驱散病灶中郁滞的气血，从而使阴阳恢复平衡，起到治疗各种疾病的作用。

（三）耳穴针刺操作

选取肺积（肺结节）反映到耳部的有关穴位，进行耳穴针刺治疗。主穴包括肾、肺、气管、对屏尖、肾上腺；配穴包括脾、交感、神门、内分泌、大肠。一般每天或隔天 1 次，每次针刺一侧耳穴，两耳交替，10 次为 1 个疗程，休息 7~10 天，可继续第 2 个疗程。

（四）耳穴针刺特点

①疗效显著，收效迅速；②简单易行、操作方便；③安全可靠、无毒副作用；④经济实惠、易于推广。

五、针灸按摩

针灸按摩是中医学的宝贵遗产，早在《黄帝内经》中就有记载。按摩是指医者以手或身体的其他部位或某些器具，作用于人体的特定部位，如腧穴、肌肉、痛点等，调节人体生理、病理状态，以达到防病治病的目的。

（一）针灸按摩作用

《灵枢·海论》云："夫十二经脉者，内属于腑脏，外络于肢节。"说明了经络内联外络的生理功能。通过针刺腧穴，疏通经气，调和阴阳，达到治疗疾病的目的。按摩能通经活络，活血祛瘀，行气消肿止痛，又能调补气血，振奋精神，扶正固本，对慢性虚损患者确有增强体质、消除疲劳、恢复元气、调节脏器功能、怡畅情志、聪耳明目之功。由于按摩既能通郁，又能补虚，既能复形，又能康神，故可以应用于多种疾病的康复治疗。

（二）针灸按摩操作

针刺疗法是以毫针直接刺入身体的某个或某些穴位以治疗疾病的方法，其通过经络的感应、传导和调节作用发挥疗效，故针刺疗病以"得气"为要。对于肺结节患者，皆可在明辨虚实的基础上，以针刺补虚泻实之法使之恢复健康。有咳嗽、气喘者可选用肺俞、气海、肾俞、足三里、太渊、定喘等，进针5分~1寸，留针5~10分钟。按摩也需辨证，郁者通之，虚者补之，是为常法。一般认为手法较重、刺激较强为泻，用于实证，手法轻柔、刺激较弱为补，用于虚证。常用按摩手法包括按法、摩法、推法、拿法、揉法、点法等，在临床上针对肺结节患者的病情阶段选择按摩疗法，可达到治疗本病的目的。具体操作如揉膻中、肺俞各50~100次，背、肋部捏脊和按摩分别5次和50次，每日操作1次，10日为1个疗程，共3个疗程。

（三）针灸按摩特点

简便易行、效果显著、无副作用，操作技术相对容易掌握，安全可靠，成本较低，有利于推广应用。

六、中药熏洗

中药熏洗又称熏洗疗法，其历史悠久。古时人们用水洗浴身体，用树叶、柴草等点燃熏烤某一部位，发现可以起到减轻或消除病痛的作用，这就是熏洗疗法的起源。中医经典著作《黄帝内经》中有"其有邪者，渍形以为汗""寒者热之，热者寒之……摩之浴之"等记载，此处的"渍形""浴之"即为熏洗法。中药熏洗是以中医基本理论为指导，将中药煎煮后，先利用蒸汽熏蒸，再用药液淋洗、浸浴全身或局部患处的一种治疗方法，是中医外治法的重要组成部分。

（一）中药熏洗作用

中医学认为其作用是疏通经络，调和气血，解毒化瘀，扶正祛邪，使失去平衡的脏腑阴阳得以重新调整和改善，从而促进机体功能的恢复，达到治疗疾病的目的。千百年的实践证明，中药熏洗是行之有效的防病治病，强身健体的方法。

（二）中药熏洗原理

有关中药熏洗的作用机制，在我国古代医学文献中已有记载，如《外科正宗》云："使气血得疏，患者自然爽快，亦取瘀滞得通，毒气得解……"现代医学证明，熏洗疗法是借助温度、机械刺激和药物作用对机体发挥了治疗效能，当利用药汤在皮肤或患部熏洗时，能刺激皮肤的神经末梢感受器，引起皮肤和局部的血管扩张，促进局部和周身血液循环及淋巴循环，使新陈代谢旺盛，改善局部组织营养状态和全身机能。

（三）中药熏洗种类及注意事项

中药熏洗种类包括熏洗法、淋洗法、溻渍法等，根据熏洗部位不同又分为全身、头面、手足、坐浴熏洗等。注意事项：①冬季熏洗时应注意保温，夏季要避免风吹；②注意控制药液温度；③在全身熏洗过程中，如发生头晕或其他不适，应停止洗浴，卧床休息；④如遇病情加重应停止熏洗；⑤需要按病辨证，选用合适方药。⑥老年人或病情较重者，熏洗时要有专人陪护，避免烫伤、着凉，或发生意外等。

（四）中药熏洗特点

疗效显著、经济简便、易于推广应用。

七、足部药浴

实践表明，肺积（肺结节）患者进行足部药浴，对疾病的康复可起到积极的促进作用。

141

（一）足部药浴原理

现代医学研究认为，足与上呼吸道黏膜之间存在着密切的神经联系，足掌受凉可反射性地引起呼吸道黏膜内毛细血管收缩，纤毛摆动减弱，导致机体抗病能力减低，从而容易引起感冒、咽喉炎、气管炎等疾病。足部药浴可使足部温度升高，加上药物的作用，可促进局部毛细血管扩张，加快血液循环，减少局部代谢产物的积累，消除疲劳。同时对中枢神经系统能产生一种良性的、温和的刺激，通过反射作用，促使大脑皮质进入抑制状态，从而有利于改善睡眠，有助于疾病的康复。且足部药浴可使药物经足部皮肤吸收，发挥治疗作用，改善脏腑功能，如调理肺功能，达到止咳化痰通络等疗效。

（二）足部药浴操作

①使用木桶或浴盆，装水高度应使双足能完全浸入；②药浴所需中草药应根据肺结节患者的辨证分型进行配伍；③水温应以热而不烫为宜，最好在50C° 左右（需不断加入热水，以保持水温恒定）；④每次浸泡的时间为15~20分钟，最短不少于5分钟，否则效果不佳；⑤足浴时双足可不停地互相摩擦，以浴后两足浸在药水中部分的皮肤呈微红色为恰到好处；⑥足浴后要马上擦干双足，并用手在足背、足心处各揉擦200次；⑦老年人及儿童均可应用，但需有专人陪护，避免烫伤、着凉，或发生意外事件。

（三）足部药浴特点

具有疗效显著，经济简便，家庭、工作室均可操作，安全可靠，操作技术容易掌握，有利于推广应用。

八、气功康复

气功康复又称气功疗法，是中国古代自然哲学和中医学相结合的产物，有着坚实的理论基础。古典气功学吸取了道、易、医三家理论之精华，并逐步加以完善、提高，指导着气功学的实践。简单地说，气功康复就是练气、养气和用气的功夫。所谓练气，就是摄取、调动对人体有益之气，祛除和抵抗对人体有害之气。所谓养气，即对所练之气要能够保养。而用气，则是运用和发挥气的各种作用和潜能。

（一）气功康复作用

中医学认为，气功疗法具有调和阴阳、调畅气血、调理脏腑、调养精气神的作用。现代医学研究证明，气功疗法具有调节神经系统的兴奋与抑制功能，促进血液循环，增强心脏功能，降低代谢率，改善消化吸收功能，矫正异常的呼吸形式，增强机体免疫功能等作用。

（二）气功康复注意事项

需要高度重视气功疗法的三大要素，即调心（调整意识）、调息（调整呼吸）和调身（调整形体）。具体注意事项包括：①正确认识气功，明确练功目的；②选择空气新鲜和环境宁静的地方练功；③做好练功前的准备工作；④练功时做到三稳，即起功稳、行动稳、收功稳；⑤辨证练功；⑥科学安排生活；⑦根据病情，在气功锻炼的同时，可配合中药及其他治疗方法，以增强疗效。

总之，气功康复可调节和增强人体各系统功能，起到保健强身，防治疾病，延年益寿的作用，适合于各种体质、年龄，特别是中、老年人及某些慢性病患者。

九、药膳食疗

药膳食疗也是中医学传统的养生方法之一，即以食物来防病治病，保健养生。中医食疗学是以中医学理论为指导，专门研究各种食物在医疗保健中的作用及应用规律的一门学科。药膳食疗的原则，是从整体出发辨证，因人、因时、因地施膳，起到健身、祛病、益寿的作用。在治病过程中，如果药膳食疗和药物治疗同时进行，药膳食疗作为药物治疗的辅助疗法，更能起到食借药威、药助食性的作用，药食同用，相辅相成，相得益彰，有利于机体早日康复。俗语云，"三分治疗、七分调养"，这里的"调养"就主要包括了药膳食疗。实践表明，药膳食疗有着广泛的应用价值。以下从药膳和日常食物两个方面进行介绍。

药膳是以中药和食物为原料，经烹饪加工而制成的，既有药物功效，又有食品美味的特殊膳食，使食物具有药用价值，药借食力，食助药威，使人们在享受食物的过程中，身体得到滋补，疾病得到防治，实为强身健体的好方法。针对肺积（肺结节）患者，可辨证施膳，即依据患者个体差异，配制适当的药膳。现将肺积常用药膳介绍如下。

（一）粥类

1.参芪杏仁粥

组成：人参10g，黄芪20g，杏仁（去心）10g，大米60g。

功效应用：益气止咳。适用于肺气虚者。

2.参贝地黄粥

组成：沙参（去核）15g，川贝母（打碎）10g，生地（切片）15g，大米60g。

功效应用：滋阴润肺。适用于肺阴虚者。

3.百合杏仁粥

组成：鲜百合50g，杏仁10g，粳米50g。

功效应用：润肺止咳化痰。适用于肺燥咳嗽者。

4.百合冬虫粥

组成：百合50g，冬虫夏草10g，粳米60g，红枣（洗净去核）10枚。

功效应用：补肺止咳。适用于肺积咳嗽者。

5.人参阿胶粥

组成：人参4~6g，阿胶10g，大米30~60g。

功效应用：益气补血。适用于肺积手术后体弱者。

（二）汤类

1.薏米扁豆汤

组成：薏苡仁100g，白扁豆60g，红枣20g。

功效应用：健脾养胃。用于肺积脾虚者。

2.花旗参汤

组成：花旗参3g，玉竹37g，枸杞子19g，山药22g，桂圆肉19g，瘦猪肉300g或整鸡1只。

功效应用：清补提神，健脾益气。适用于肺积气阴两虚者。

3.白及猪肺汤

组成：猪肺1只，白及30g。

功效应用：补肺益气，敛肺止咳。适用于肺积咳痰带血丝者。

（三）茶类

1.麦银茶

组成：麦冬、金银花藤各9g，茶叶3g。

制法：将麦冬、金银花藤以水煎沸，用开水冲泡茶叶即可。

功效应用：清热解毒。可用于预防呼吸道感染。

2.陈皮茶

组成：陈皮6g，或鲜橘皮12g。

制法：将陈皮或鲜橘皮撕成碎片，沸水冲泡，代茶频饮。

功效应用：理气化痰，燥湿和中之功效。适用于肺积咳嗽、痰多者。

3.萝卜茶

组成：白萝卜100g，茶5g，蜂蜜适量。

制法：白萝卜洗净切块，放入锅内水煮至烂，调入蜂蜜拌匀，将茶叶用开水冲泡，加入萝卜蜂蜜拌匀即可。

功效应用：清热化痰，消食下气。适用于肺积咳嗽有痰伴消化不良者。

肺积（肺结节）患者常用日常食物如下。

（一）水果类

1.苹果

性味归经：甘、酸，凉；归脾、肺经。

功效应用：生津润肺。用于热病津伤，咽干口渴或肺燥干咳等。

2.蜜橘

性味归经：甘、酸，凉；归脾、胃经。

功效应用：化痰止咳。用于咳嗽痰多者。

3.香蕉

性味归经：甘，寒；归脾、胃经。

功效应用：润肺止咳。用于肺燥咳嗽日久。可用香蕉1~2个，冰糖炖服，每日1~2次，连服数日。

4.葡萄

性味归经：甘、酸，平；归脾、肺、肾经。

功效应用：补益气血。用于气血两虚者。

5.梨

性味归经：甘、微酸，凉；归肺、胃经。

功效应用：清热化痰。用于咳嗽痰多者。

6.柿子

性味归经：甘、涩，寒；归肺、大肠经。

功效应用：清热润肺，生津解毒。用于咳嗽咳痰。

7.杏

性味归经：甘、酸，温；归肺、心经。

功效应用：润肺止咳，化痰定喘。用于肺燥咳嗽。

8.荸荠（别名马蹄）

性味归经：甘，寒；归肺、胃经。

功效应用：消积化痰。用于阴虚肺热，咳嗽痰多，食积不消等。

9.甘蔗

性味归经：甘，寒；归肺、胃经。

功效应用：清热生津，润燥和中，解毒。用于阴虚肺燥之咳嗽。

10.山楂

性味归经：酸、甘，微温；归脾、胃、肝经。

功效应用：消食化积，行气化瘀。用于食积不消者。

（二）蔬菜类

1.茼蒿

性味归经：温、甘、涩，温，归肝、肾经。

功效应用：润肺化痰。用于咳嗽痰多者。

2.南瓜

性味归经：甘、温；归脾、胃经。

功效应用：补中益气。用于脾虚气弱，营养不良者。

3.冬瓜

性味归经：甘、淡，微寒；归肺、大肠、小肠经。

功效应用：润肺化痰。用于咳嗽痰喘。

4.丝瓜

性味归经：甘，凉；归肺、肝经。

功效应用：清热化痰。用于痰鸣咳嗽。

5.白萝卜

性味归经：辛、甘，凉；归脾、肺经。

功效应用：清热化痰降气。用于咳喘、咽痛等。

6. 胡萝卜

性味归经：甘，平；归肺、脾经。

功效应用：健脾和中，滋肝明目，化痰止咳，清热解毒。用于咳嗽、消化不良等。

7. 竹笋

性味归经：甘，微寒；归胃、大肠经。

功效应用：开膈消痰。用于咳痰、腹胀等。

8. 蘑菇

性味归经：甘，凉；归脾胃、肺经。

功效应用：补脾益气。用于脾胃虚弱者。

9. 银耳（别名白木耳）

性味归经：甘，平；归肺、胃、肾经。

功效应用：滋阴润肺。用于肺热咳嗽，肺燥干咳，痰中带血。

10. 木耳（别名黑木耳）

性味归经：甘，平；归肺、脾、大肠、肝经。

功效应用：补气养血，润燥利肠。用于肺虚久咳者。

11. 山药

性味归经：甘，平；归脾、肺、肾经。

功效应用：补脾益肺。用于肺虚喘咳，虚劳咳嗽者。

12. 百合

性味归经：甘，寒；归心、肺经。

功效应用：养阴润肺。用于肺热咳嗽，劳嗽咳血者。

13. 花生

性味归经：甘，平；归脾、肺经。

功效应用：健脾润肺。用于久咳气喘者。

14. 生姜

性味归经：辛，微温；归肺、脾、胃经。

功效应用：温肺化痰止咳。用于风寒咳嗽者。

15. 鱼腥草

性味归经：辛，微寒；归肺经。

功效应用：清热解毒，用于痰热壅滞，肺热咳嗽者。

16. 白果

性味归经：甘、苦、涩，平，有小毒；归肺、肾经。

功效应用：敛肺平喘。用于久咳虚喘者。

17.芦根

性味归经：甘，寒；归肺、胃经。

功效应用：清热泻火，除烦止渴。用于肺热咳嗽，肺痈吐脓等。

（三）水产类

1.紫菜

性味归经：甘、咸，寒；归肺、脾、膀胱经。

功效应用：清热化痰，止咳，软坚。用于肺热咳嗽者。

2.鲤鱼

性味归经：甘，平；归肝、脾经。

功效应用：定喘止咳。用于咳喘气逆者。

3.银鱼

性味归经：甘，平；归脾、胃、肺经。

功效应用：润肺止咳。用于肺阴不足之干咳者。

4.文蛤

性味归经：咸，平；归肺、胃、肾经。

功效应用：化痰软坚。用于咳嗽咳痰等。

5.乌鱼

性味归经：甘，寒；归脾、胃经。

功效应用：补脾益气。用于肺积经久不愈者。

6.海参

性味归经：甘、咸，平；归肾、肺经。

功效应用：补肾益精，养血润燥，止血。用于肺虚咳嗽咯血者。

（四）肉类

1.猪肉

性味归经：甘，平；归脾、胃、肾经。

功效应用：滋阴润燥。用于肺燥咳嗽，干咳痰少者。

2.猪肺

性味归经：甘，平；归肺经。

功效应用：补肺润燥。用于肺虚久咳、短气或咳血者。

3. 牛肉

性味归经：甘，平；归脾、胃经。

功效应用：补益气血，强壮筋骨。用于气血虚者。

4. 羊肉

性味归经：甘，温；归脾、胃、肾经。

功效应用：益气补虚。用于气虚及中焦虚寒者。

5. 鸡肉

性味归经：甘，温；归脾、胃经。

功效应用：温中益气，补精填髓。用于脾气虚弱者。

6. 鸭肉

性味归经：甘，凉；归肺、肾经。

功效应用：补气滋阴养血。用于阴虚肺燥之咳嗽，痰少咽干者。

（五）主食类

1. 粳米

性味归经：甘，平；归脾、胃、肺经。

功效应用：补中益气。用于脾胃虚弱者。

2. 黄豆

性味归经：甘，平；归脾、大肠经。

功效应用：补脾益气。用于脾虚及血虚者。

3. 黑芝麻

性味归经：甘，平；归肝、肾、大肠经。

功效应用：补肝肾，益精血，润肠燥。用于体虚哮喘者。

4. 绿豆

性味归经：甘，凉；归心、胃经。

功效应用：清热解毒，清暑，利水。用于暑热烦渴者。

（六）其他类

1. 蜂蜜

性味归经：甘，平；归肺、脾、大肠经。

功效应用：补中缓急，润肺止咳。用于肺燥干咳，肺虚久咳者。

2.饴糖

性味归经：甘，温；归脾、胃、肺经。

功效应用：补虚温中，润肺止咳。用于肺虚咳嗽，气短作喘，干咳无痰者。

3.核桃仁

性味归经：甘，温；归肺、肾、大肠经。

功效应用：补肺定喘。用于肺肾不足之虚喘者。

4.燕窝

性味归经：甘，平；归肺、胃、肾经。

功效应用：滋阴润肺，益气补中。用于肺阴虚所致咳嗽、咳痰及身体虚弱者，或肺结节术后恢复者。

第三章

肺积（肺结节）中医调护

一、自我调理

首先，要长期树立正确合理的治疗思想。肺结节在国内外医学界尚未建立规范的治疗方法，至今还没有哪一种治疗方式能在短期内轻而易举地将肺结节消除。肺结节患者通过临床经验丰富和具有高度责任感的专业医师的指导，并长期随访观察以及合理用药，一般能取得最佳疗效，切勿"欲速则不达"。以中医为主的中西医结合治疗是现阶段治疗肺结节的最佳途径。

第二，要充满信心和具有顽强毅力，认识到肺结节不是"肿瘤之症"，保持心情舒畅，避免悲观、消沉。即使在规律地复查或者服用中药等治疗后出现肺结节直径不变甚至变大的情况，也不必害怕，更不可丧失治疗信心、放弃治疗。肺结节目前被认为是"难治之症"，不会轻易减小或消失。因此，希望肺结节患者要充满坚定的信心和富有顽强的毅力，充分调动潜在的抗病能力与之抗争，最终使健康得到恢复。

第三，加强日常自我调养。俗话说，慢病"三分治、七分养"，可见日常自我调养的重要性。肺结节患者要保持良好的豁达开朗的精神状态，避免精神紧张和情绪波动；饮食应偏于清淡，不冷不热，慎食油腻酸冷，少食多餐，忌烟酒；适当做扩胸运动，改善呼吸功能，加强清气与浊气的交换。

二、生活调理

首先，要有舒适的居住环境，房间要安静，空气要新鲜、湿度适宜，且气流通畅，避免烟雾、香水、空气清新剂等带有浓烈气味的刺激因素，同时要避免吸入过冷、过干、过湿的空气。

第二，肺结节术后患者应尤其注意保暖，避免受寒，预防各种感染；注意气候变化，特别是冬春季节，气温变化剧烈，需及时增减衣物，避免受寒后引发其他病情。

第三，远离外源性过敏原，如柳絮、飞尘、宠物毛发、杀虫剂等。

第四，居室需经常清扫，避免尘土飞扬，不宜铺设地毯，不宜饲养花草，被褥、枕头不宜用羽毛或陈旧棉絮等易引起过敏的物品填充，同时要经常拿到阳光下晒并做到勤换洗。

第五，每日保证足够的休息时间，避免熬夜，使精力充沛。

第六，自我按摩，取手三里、迎香、太阳、百会（高血压患者慎用）中，顺时针方向轻柔按摩，长年不断，增强肺气。

三、精神调理

首先，要认识到在日常生活中应特别注意避免精神刺激和过度紧张，尽量保持情绪愉悦稳定。只有情绪稳定，才能使气行平稳。遇事宜戒怒。"怒"是自古以来历代养生学家最忌讳的一种情绪。早在《黄帝内经》中便有记载："百病生于气也，怒则气上""怒伤肝""喜怒不节……生乃不固"。可见怒是情志致病的首因，对人体危害极大。"怒"不仅伤肝脏，还会损伤其他脏腑，从而导致各种疾病。怎样才能戒"怒"呢？当你想要发怒时，应学会用意识控制，会提醒自己，发怒只会给自己和他人带来更多的烦恼，不能解决任何问题，实在不值得。

第二，保持精神愉快，除遇事戒"怒"外，还要善于培养开朗的性格，乐观的情绪与开朗的性格是密切相关的。有学者研究80岁以上老人的长寿秘诀，发现其中96%的长寿老人都是性格开朗的。

第三，要协调好周围的人际关系，如果人际关系处理妥善，就会带来愉快的情绪反应，产生安全感、舒适感和满足感，有利于健康；相反则会引起不愉快的情绪反应，使人不安、不适、不满，易导致抑郁、烦躁。

第四，要培养"知足者常乐"的思想，不过分追求名利和享受，要体会"比上不足，比下有余"的道理，这样才能感到生活和心理的满足。

第五，把日常生活安排得丰富多彩，如"读书义理，学法帖字，澄心静坐，益友清谈，浇花种竹，听琴煮茶，泛舟观山，寓意弈棋"等。

第六，培养风趣幽默感。因为幽默的直接效果是产生"笑"意，而"笑"是人体健康的妙药，"笑一笑，十年少"就是这个道理。"笑"能促进肌肉运动，使人体五脏六腑得到按摩，能充分调节人体的情绪，促进血液循环，使筋骨舒展、呼吸通畅、气血平和，极大地促进人体的健康。

四、饮食调节

首先，提倡在饮食方面要清淡，易消化，进食困难者以流质或半流质饮食为主。

第二，多吃新鲜蔬菜水果，多饮水，避免食用辛、酸、麻、辣、油炸的食物及蛋、鱼、虾等易诱发过敏的食物和其他有刺激性的食物等。

第三，肺结节患者偏于阳虚体质者较多，宜适当多吃些能温补阳气的食物。如李时珍《本草纲目》中记载："以葱、蒜、韭、蓼、蒿、芥辛嫩之菜，杂合而食。"

葱有大葱、小葱之分，以大葱为例，其维生素C含量丰富，比苹果高10倍，比柑橘高2倍。另外其含有葱辣素，有较强的杀菌作用。研究发现，小葱能诱导细胞产生干扰素，增强人体的免疫功能，提高抗病能力。蒜具有很强的杀菌作用，有促进新陈代谢、增进食欲的功效。韭菜具有调味、杀菌的功效，且含有较多粗纤维，能帮助排便。

五、临床护理

如果肺结节较大或存在分叶、毛刺等恶性征象，则需要临床手术治疗。住院、术后临床护理注意如下。

（一）基础护理

1.起居护理

（1）为住院患者介绍病房环境、主管医师和护士，以减轻患者焦虑不安、紧张和恐惧心理。

（2）为患者营造一个温馨的病房环境，光线、温度、湿度适宜，房间每天紫外线照射半小时，经常开窗通风，使患者呼吸到新鲜空气，室内要采用湿式清扫，避免扬起灰尘。

（3）为患者提供安静、舒适的休养环境，减少探视人员数量，避免交叉感染。

（4）根据病情鼓励患者在室内活动。肺结节术后恢复期患者，若体力允许，可在医护人员指导下进行适当室外活动。

（5）指导患者保证充足的睡眠，每日7~8小时；每天适当饮水，保持呼吸道黏膜湿润，戒烟酒；注意保暖，防止感冒；注意卫生，预防各种感染；少食多餐，多吃营养丰富的食物。

2.病情观察护理

（1）注意咳嗽、咳痰情况，如咳嗽由干性变为湿性并伴有痰量增多、体温增加，常表示同时合并细菌感染，此时应指导患者正确留取痰培养并及时送检，根据痰菌培养与药敏结果有针对性地进行临床用药。

（2）遇咳嗽频繁者不宜选用强力镇咳药，以免抑制呼吸中枢，影响排痰。

（3）气短者，应告诫其避免过度活动，必要时予间断吸氧。

（4）输液治疗的患者，应密切观察液体的滴速，每分钟以40~60滴为宜，以免造成肺水肿而引起呼吸困难。

3.口腔护理

（1）预防口腔感染常用漱口水：①生理盐水；②1%~2%硼酸溶液；③银花甘草水；④野蔷薇水；⑤20%一枝黄花液。

（2）口腔溃疡防治

1）用20%一枝黄花液、2%黄芩水，或五倍子、板蓝根煎剂含漱。

2）溃疡创面涂锡类散、生肌散或珠黄散，每日3~5次。

（3）口腔霉菌感染防治

1）用制霉菌素片研末涂之。

2）用20%一枝黄花液、1%苏打水、2%黄芩水、野蔷薇水，或五倍子、黄精、板蓝根煎剂含漱。

（4）口腔护理注意事项

1）患者用具必须经过消毒，每人1份，以避免交叉感染，清洁顺序应先轻后重，先无创面后有创面。

2）操作中务必不要损伤黏膜，对牙齿的几个面，舌之上、下，上腭，颊部等处彻底清洁。

3）有义齿者应取出，刷洗干净，浸泡于清水中，用餐前再予装上。

4.清洁护理

对长期卧床、消瘦、恶病质的患者，应做好皮肤护理，防止褥疮的发生；按时翻身，按摩受压皮肤，保持床单清洁；放置便器时动作要轻，勿用力拖拉，以防机械性损伤。

5.排痰护理

（1）湿化呼吸道：因患者呼吸道黏膜纤毛运动减弱，肺功能降低，易导致痰液阻塞气道。通过湿化，可以增强纤毛活动能力，防止分泌物干固结痂，促使痰液排出。具体方法如下。

1）氧气雾化吸入：在雾化器中加入盐酸氨溴索注射液或者复方异丙托溴铵溶液；吸入时患者重复深吸气，屏气5~10秒后深呼气，直至雾化液吸完；这样药液可随深而慢的呼吸沉降于终末支气管肺泡，起到局部治疗的作用。

2）湿化吸氧：可低流量维持吸氧，以2L/mim为宜。

（2）定时翻身：1~2h翻身一次，翻身时宜缓慢进行。

（3）叩击背部：通过叩击患者背部，使附着在肺泡周围及支气管壁的痰液松动脱落。拍背时要随时观察患者的面色、呼吸等状况；对老年人切忌用力过猛，否则易造成肋骨骨折、肺泡破裂等意外。

（4）有效排痰：经过以上3项措施，痰液大多已从肺泡周围进入气道，此时应鼓励并指导患者进行有效的咳嗽排痰。嘱患者深呼吸，在呼气约2/3时咳嗽，重复数次。对无力咳嗽的患者可先用食指和中指按压气管，以刺激气管，引起咳嗽。

（二）心理护理

1.心理平衡护理

一名健康人患病后，必然会产生相应的心理变化，肺结节患者的心理变化常常较为明显。在患病初期，患者往往很担心是肺癌，到处寻医问药；或者经过一段时间观察和检查发现是恶性肺结节时，则又会想自己所患的肺结节是不是绝症，对今后的治疗持怀疑态度，如能否手术彻底治疗，自己又能否承担起昂贵的医疗费用等，如不能手术，只有死亡在等待着自己，等等消极的想法，随之又担忧起自己的前途命运及对家庭的影响。此时家人和医护人员应给予患者关怀和心理疏导，鼓励其树立战胜肺结节的信心，使消极的心理转化为积极的心理，达到心理平衡，增强应激能力，提高免疫力。

2.生存需要护理

求生是人的天性，是每个患者最强烈的愿望。特别是恶性肺结节患者，他们渴望了解自己的病情，更想知道自己的人生旅程还有多少时间。这时患者需要各个阶层、各行各业人员的理解和支持。尤其是医护人员，对待肺结节患者要有满腔热情，突出"以患者为中心"的服务目标，尽全力满足患者的合理要求，耐心地做好思想工作，在生活上无微不至地关怀，消除患者心理疑惑，减轻思想负担，使其痛苦降到最低程度，建立良好的医护患关系，有利于促使患者积极配合治疗。

3.安全需求护理

患者需要得到安全保护，希望有一个舒适、清静、空气流通、阳光充足的良好环境，更需要医护人员医术精湛、态度和蔼、尽心尽责为他们治疗。这些都可直接减轻患者的焦虑和恐惧心理，使其产生安全感和信任感，从而达到心理上的稳定，对肺结节患者的治疗可起到积极作用。反之，若安全的需求得不到保证和满足，则导致患者忧心忡忡，更感觉到生命缺乏保障，造成心理危机，对治疗和康复不利。

4.人际关系护理

人们需要处理好各个方面和各个环节的人际关系，才能很好地生存于社会。医患关系是一种特殊的人际关系，医护人员在日常医疗服务过程中热情接待、体贴入微、重视和理解患者，这样的人际关系带来的亲密感得到明显加强，可以帮助患者减轻或忘记肺结节甚至肺癌带来的痛苦，并从中获得与疾病抗争的力量，在战胜疾病的过程中起到积极促进作用。

六、辨证施护

（一）肺气虚弱证

1.证治

咳喘声低，痰少不易咳出，易疲乏，自汗畏风，心烦失眠，易感冒，舌淡苔白，脉细弱。

治宜补益肺气，止咳定喘，方用加味玉屏风汤。

中成药：玉屏风颗粒。

2.护理

（1）自汗者，夜间衣被不宜太厚、太多，自汗致衣湿时应及时更换，防止受凉。

（2）对心烦失眠者，做好心理护理；入睡前可用热水泡脚；睡前不看兴奋性、刺激性书籍、视频，不喝浓茶；必要时可针刺内关、足三里、神门等穴。

（3）咳嗽痰少，不易咳出者，可采用雾化吸入，湿润气管黏膜，利于痰液咳出。

（4）饮食宜参芪杏仁粥、人参阿胶粥、麦银茶，以达益气补虚，预防呼吸道及口腔感染的目的。

（二）气阴两虚证

1.证治

咳嗽少痰，咳声低弱，喘息气短，自汗或盗汗，动则尤甚，神疲乏力，口干咽燥，腰酸膝软，舌淡红、苔薄白或少苔，脉细滑或细弱。

治宜补肺滋肾，化痰活血，方用四君子汤合沙参麦冬汤。

中成药：生脉饮、六味地黄丸。

2.护理

（1）注意卧床休息，避免过度疲劳耗伤正气。

（2）注意保暖，关注气候变化，防止受凉。

（3）自汗、盗汗量多者，可用毛巾擦干后，及时更换衣物。可予黄芪12g、浮小麦9g、碧桃干9g、红枣10枚，水煎服，有益气敛阴、止汗的作用。

（4）用药期间忌辛辣之品，可食用梨、甘蔗、芦根水等滋润之品，以助疗效。并可食用花旗参汤。

（三）脾虚痰湿证

1.证治

咳嗽痰多，不易咳出，胸闷气短，纳少，神疲乏力，面色苍白，舌质淡胖、有齿印，苔白腻，脉濡缓或濡滑。

治宜益气健脾，肃肺化痰，方用六君子汤合导痰汤。

中成药：人参健脾丸。

2.护理

（1）饮食清淡，忌肥甘厚腻之品，以免助湿生痰。宜予消导健脾之品，如山楂或炒谷麦芽沸水泡后代茶饮。并可食用薏米扁豆汤、杏仁粥、橘红茶等健脾化痰之品，以助药效。

（2）密切观察痰的性质、颜色、量及呼吸变化，并予以记录。胸闷气短者应减少活动，可取端坐位或半卧位。

（3）对痰液黏稠而无力咳出者，应指导其定期深呼吸，协助翻身拍背，分次将痰咳出。

（4）可针刺足三里，每日1次。

（四）气血瘀滞证

1.证治

咳嗽不畅或有痰血，胸闷气急，胸胁胀痛，大便干结，唇甲紫绀，舌有瘀斑或舌质暗红，苔薄黄，脉弦或涩。

治宜理气化瘀，活血通络，方用复元活血汤。

中成药：桂枝茯苓丸。

2.护理

（1）注意病室内空气流通，紫外线定时照射，室内采用湿式清扫，避免扬起尘土。

（2）保持心情舒畅，切勿忧、思、恐、怒，情况允许下，可适当活动，以助气血畅通。

（3）宜保持大便畅通，并养成每日排便习惯。

（4）采用药膳食品，如当归粥、百合粥、参贝地黄粥、益母草粥等。

第四章

肺结节最新研究成果

根据国家癌症中心发布的恶性肿瘤大数据，2022年我国恶性肿瘤新发病例高达482.47万，肺癌占据榜首，为106.06万，肺癌死亡73.33万，肺癌已经成为我国癌症头号杀手。国际临床研究发现，肺结节可以转化为肺癌，国内大样本研究的肺结节检出率也高达55.9%。临床证实肺结节存在导致重大疾病的风险。随着肺结节患者人数急剧增加，不仅会带来高昂的医疗支出，还会导致群体焦虑和极大的生活压力。为此，创建肺结节疾病防治的新体系有着极为重要的现实意义。

在国家、省市科研项目及重大研究课题支持下，董瑞主任医师团队围绕肺结节中医药诊治体系创新，在中医病名归属、病因病机确定、治法及方术等关键临床问题上，开展了一系列重要的创新实践，初步构建了肺结节中医诊疗体系，创立了肺结节中医体质学说，开发了膏滋、埋针、艾灸、药浴、茶饮等一整套肺结节治疗及控制增生综合疗法，对推动我国利用中医药诊治、控制和预防肺结节病证的技术进步，起到重要的引领作用。取得一批可行性高、适应我国国情的学术研究成果及临床治疗成果，其中，专著10部，论文16篇，专利5项，院内制剂2个，综合疗法7项。其中"病床验方治疗肺结节（肺积）中医诊治理论体系创新及应用"项目荣获2024年中国民族医药协会科学技术进步奖特等奖。

一、总体思路

董瑞主任医师团队围绕中医药治疗肺结节的关键难题，历时十余年，在国家连续两个五年计划的支持下，守正创新，刻苦攻关，取得一系列突破，建立了肺结节中医治疗的新体系，确立了关于肺结节病因病机的新论述，开发了一批适用于临床的特色制剂和治疗手段，形成具有鲜明民族医药特色的成果。

（一）明确肺结节归属于中医学"肺积"范畴

《难经·五十六难》云"五脏之积……肝之积，名曰肥气……心之积，名曰伏梁……脾之积，名曰痞气……肺之积，名曰息贲……肾之积，名曰贲豚。"肺结节病位在肺，属五脏之积，且固定不移，应归属于肺积范畴。

（二）确立"寒饮伏肺，脾肾阳虚，痰、瘀、毒损伤肺络"之病因病机

在肺结节的形成过程中，正气亏虚是根本原因。肺为华盖，亦为娇脏，不耐寒热，易为邪伤。肺结节病位在肺，涉及脾、肾、肝三脏。"气为血之帅，血为气之母"，说明气与血相互依存，互根互用。气滞血瘀是形成积聚的重要因素，气机阻滞，瘀血内停，津凝为痰，痰凝、气滞、血瘀相互影响，停滞于肺，产生积聚。因此，"寒饮伏肺，脾肾阳虚，痰、瘀、毒损伤肺络"为肺结节的基本病机。

（三）提出"温阳、散结、通络"治则大法

"肺积"病因病机特点为阳气不足，寒饮伏肺，肺朝百脉功能失司、肺主治节功能失调而致肺络不荣，痰、瘀、毒之邪随气入肺，肺不能通过宣发肃降功能完全将其经痰液、汗液与尿液等排出体外，日久积聚而成肺积之病，故针对肺积提出"温阳、散结、通络"新治则。

二、技术方案

经过数万例肺结节临床观察，董瑞主任医师提出"温阳、散结、通络"新治则，构建了全周期的肺结节中医诊治新体系。选用辛、甘，温，入肺经，有温肺化饮、散结消肿之效的猫爪草为君药，组成散结方，方中药物还包括醋鳖甲、牡蛎、猫眼草、猫爪草、桂枝、茯苓、党参、夏枯草、皂角刺、肿节风、三棱、莪术等，可改变肺结节的生长环境，使肺结节（恶性病变除外）得到控制及缩小，病例跟踪有效率达39.46%。

建立肺结节全周期管理方案，提出综合疗法调整体质促康复，提出冬病夏治特色治疗模式，有效使结节消退。

创立多方法干预的新技术，研制出肺结节术前中医临床干预及术后调理董氏金甲散结方、膻中穴埋针、董氏散结茶饮、穴位贴敷、穴位拔罐、董氏通络操、艾灸、足浴、仙芪扶阳固本丸等创新治疗。

三、实施效果

董瑞主任医师根据临床经验组成"养阴益肺通络方"，药用麦冬、桃仁、西洋

参、丹参、赤芍、白术、黄芪、防风、蛤蚧、川贝母、橘红、女贞子、玄参、甘草等。

通过实践和成果应用，取得了一批可行性高、适应我国国情的学术研究成果及临床治疗成果。

北京康益德中西医结合肺科医院联合中国中医科学院广安门医院及张家港健华医院开展了"临床验方治疗肺结节（肺积）中医诊治理论体系创新及应用"项目，该项目荣获2024年中国民族医药协会科学技术进步奖特等奖。

（董瑞　董莹　张树森　王玉辉　张平健　付小勉　肖娜　果彦晶　徐杰达　徐胜红　刘胜男）

参考文献

［1］董莹，李小利，董瑞.温阳散结法治疗肺结节经验［J］.医药卫生，2022（11）：14-17.

［2］董莹，李小利，徐杰达，董瑞.金甲散结汤辨证施治147例肺结节疗效分析［J］.医药卫生，2023（4）：161-164.

［3］张晓菊，白莉，金发光，等.肺结节诊治中国专家共识（2018版）［J］.中华结核和呼吸杂志，2018，41（10）：763-771

［4］Freeman SA，Grinstein S.Phagocytosis：receptors，signal integration，and the cytoskeleton. Immunol Rev.2014，262（1）：193-215.

［5］Baldwin DR，Callister ME.The British Thoracic Society guidelines on the investigation and management of pulmonary nodules［J］.Thorax，2015，70（8）：794-798.

［6］王琦.9种基本中医体质类型的分类及其诊断表述依据［J］.北京中医药大学学报，2005，28（4）：1-8.

［7］王小铭，郑钦允.低剂量多层螺旋CT对717例健康体检者的肺结节筛查分析［J］.肿瘤学杂志，2018，23（11）：1-3.

［8］白明华，王济，郑燕飞，等.基于108015例样本数据的中国人群中医体质类型分布特征分析［J］.北京中医药大学学报，2020，43（6）：498-507.

［9］吴晨，尹玉洁，贾振华.肺小结节患者中医体质于结节特征分布规律.北京中医药大学学报，2021，44（11）：1049-1056.

［10］包爱华，郭海英，何之彦，等.上海市松江城区某社区老年居民肺部结节的发生率和易发因素分析［J］.临床肺科杂志，2019，24（6）：1061-1065.

［11］周清华，范亚光，王颖，等.中国肺部结节分类、诊断与治疗指南（2016年版）［J］.中国肺癌杂志，2016，19（12）：793-798.

［12］侯秋月.理气解郁、化痰散结法治疗肺小结节的临床研究［D］.南京：南京中医药大学，2019.

［13］国家中医药管理局.中医病证诊断疗效标准［M］.南京大学出版社，1994.

［14］冯旰珠.肺结节百问百答［M］.东南大学出版社，2018.

［15］胡坚，支修益，蔡开灿."肺"话：肺结节［M］.浙江大学出版社，2021.

［16］李壮花，梁建平，董瑞.董瑞教授治疗肺结节经验介绍［J］.中医临床研究,2024,16(8)：59–63.

［17］白燕.调肝理脾法治疗痰瘀互结型肺部结节的临床研究［D］.昆明：云南中医药大学，2020.

［18］温绍惠.慢性咳嗽风咳证的证因规律研究［D］.北京：北京中医药大学，2011.

［19］胡艳，岑章建，周巾力，等.信阳市新型冠状病毒肺炎流行病学特征分析［J］.河南预防医学杂志，2020，31（7）：481–483.